吃得好，长得高

孙晶丹 ◎ 主编

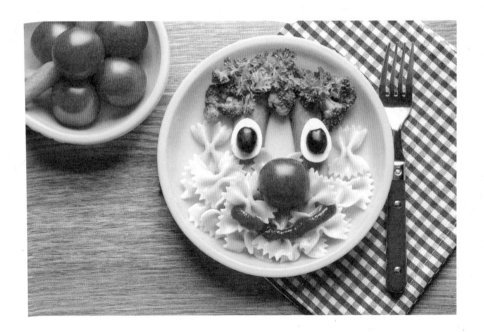

江西科学技术出版社

图书在版编目（ＣＩＰ）数据

吃得好，长得高 / 孙晶丹主编. -- 南昌 ：江西科
学技术出版社，2019.1
ISBN 978-7-5390-6446-8

Ⅰ.①吃… Ⅱ.①孙… Ⅲ.①青少年－营养卫生
Ⅳ.①R153.2

中国版本图书馆CIP数据核字(2018)第133738号
选题序号：ZK2018191
图书代码：B18092-101
责任编辑：李智玉 周楚倩

吃得好，长得高

CHI DE HAO ，ZHANG DE GAO

孙晶丹 主编

摄影摄像	深圳市金版文化发展股份有限公司	
选题策划	深圳市金版文化发展股份有限公司	
封面设计	深圳市金版文化发展股份有限公司	
出 版	江西科学技术出版社	
社 址	南昌市蓼洲街2号附1号	
	邮编：330009 电话：（0791）86623491 86639342（传真）	
发 行	全国新华书店	
印 刷	深圳市雅佳图印刷有限公司	
开 本	720mm×1020mm 1/16	
字 数	150 千字	
印 张	15	
版 次	2019年1月第1版 2019年1月第1次印刷	
书 号	ISBN 978-7-5390-6446-8	
定 价	39.80元	

赣版权登字：-03-2018-354

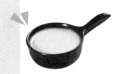

Preface 前言

　　父母是孩子最好的医生，孩子是家里最好的传家宝，孩子的健康成长更是家庭关注的重中之重。

　　当今社会对身高美的标准是：女孩子"亭亭玉立"，包括两腿修长；男青年则要"伟岸英俊"。这种标准用行政和政治力量是无法驱散和改变的。如果仅仅是审美也就罢了，不幸的是身高标准渗透到社会各个领域，发挥着强大的作用，许多男女青年因身高被拒之门外。

　　毋庸讳言，父母们都希望自己的孩子有着高挑的身材。那么，如何才能实现这个美丽的愿望？身体高度能不能增高呢？回答是令人鼓舞的：人的身材是可以改变的。

　　要想长高，宝爸宝妈们就要多了解一些与身高、儿童生长发育有关的知识。孩子的身高不仅仅是因为遗传，还跟后天的环境（营养、饮食、睡眠、锻炼等）有关，所有家长们对孩子的身高应从小开始关注，把握好孩子长高的三个关键期：婴幼儿时期、儿童期、青春期。

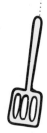

　　"民以食为天"，我们的生活和吃是分不开的，孩子的生长发育亦然。本书为爸爸妈妈们介绍了多种天然食材的增高功效，既能保证孩子的安全健康，又能活泼长高。此外，我们还从孩子长高的各个方面入手，如孩子的饮食习惯、长高障碍、作息等，提供不同的健康长高食谱。与此同时，运动与经络按摩也能为孩子长高提供不小的助力。

　　相信在爸爸妈妈的关心爱护下，孩子的身高增长不再是难题。

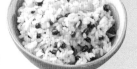

Contents 目录

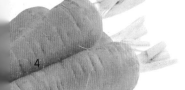

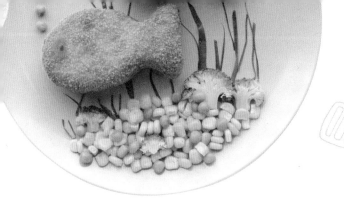

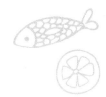

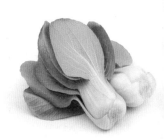

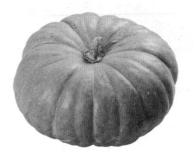

PART 3
把握关键期，保证膳食平衡

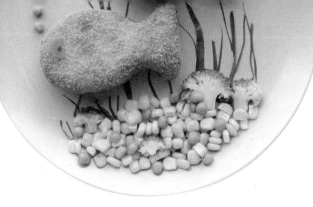

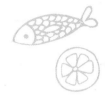

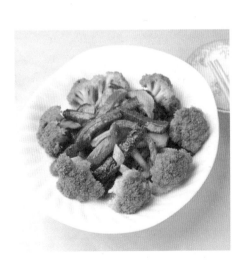

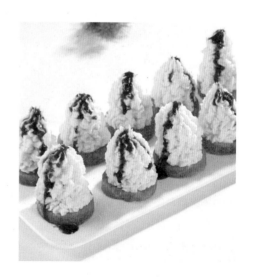

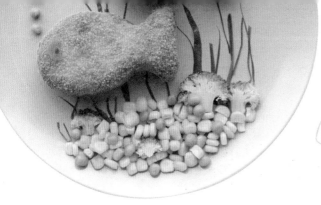
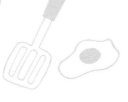
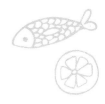

PART 4
养成良好的饮食习惯

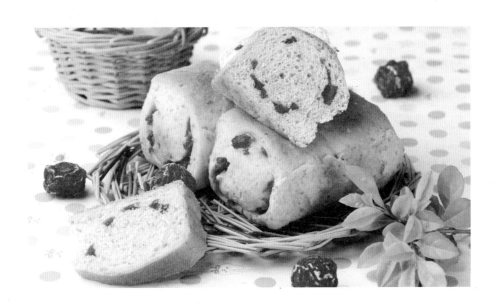

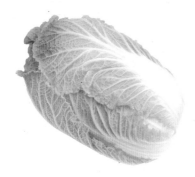

PART 5
扫除长高障碍

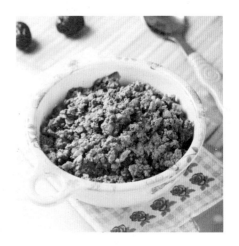

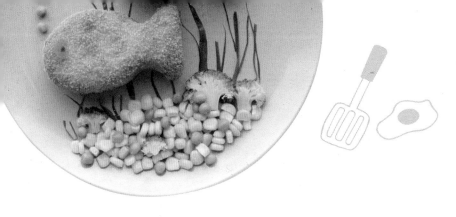
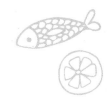

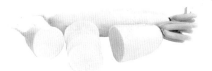

PART 7
运动全攻略

PART 6
养成良好的作息

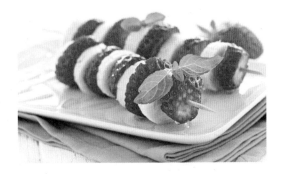

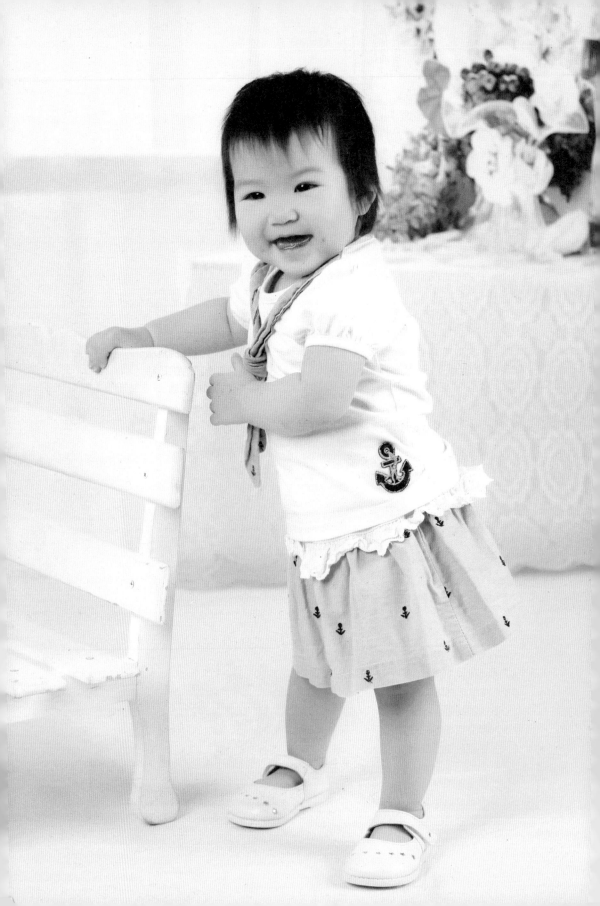

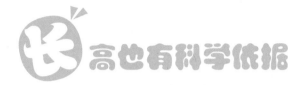

PART 1

长高也有科学依据

宝宝的身高不仅仅是由遗传决定的，

遗传只是给宝宝生长发育提供了一个可能性，

后天的环境对宝宝生长发育的影响才是最大的。

宝爸宝妈们应熟知宝宝生长发育所需的各种因素，

了解宝宝四季长高饮食要点，

通读宝宝长高的饮食秘籍，

才能在宝宝的生长发育过程中，

用最专业的态度，

做最正确的食物，

在宝宝长高的时期，

助宝宝一臂之力，

让宝宝吃得好、

长得高。

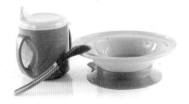

孩子身高的影响因素

医学上将身高处于同性别、同年龄正常健康儿童生长曲线第 3 个百分位数以下，或者低于 2 个标准差者，称为身材矮小。家长可通过以下方式，更为简单直接地判断孩子是否身材矮小：如果孩子在班上按身高站队时站前 3 个，或 2 岁之后每年身高增长低于 5 厘米，或一个尺码的衣服、鞋子穿几年都不小，则应为身材矮小。

影响孩子身材矮小的因素很多，大致包括以下几个方面：

1 遗传

遗传基因对孩子的身高有着不容否认的重要作用，孩子生长发育的特征、潜力、趋向、限度等都受父母双方遗传因素的影响。一般来说，高个子的父母所生的孩子的身高要比矮个子的父母所生同龄孩子的身高要高一些。但是遗传并不是身高的决定性因素。

2 骨骼

从人体形态学的角度来说，人是依靠骨骼尤其是长骨（手臂、大腿、小腿等四肢均属于长骨，手指头、脚趾头则属于短骨）的生长来长高的，也就是说长骨的长度越长，身高越高。长骨由骨干和骨骺组成，骨干和骨骺之间是干骺端，干骺端的软骨逐渐增生、分化、骨化，使长骨长长，人也随之长高。

人体的骨骼生长自胎儿期就已经开始了，婴儿期长骨生长最为明显，但是到了青春期，长骨的生长速度会减慢，至成年骨骺完全闭合，骨骼不能再纵向生长，身高也随之停止增长。一般女孩的骨骺在 18 ~ 20 岁完全闭合，男孩的骨骺在 20 ~ 22 岁完全闭合，极少数能延迟到 25 岁左右。可见，长骨骺板软骨的生长是人体长高的基础。

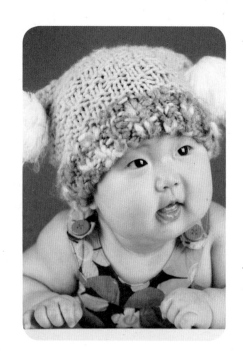

3 激素

大脑垂体中深藏着一种可以影响人体长高的因素——激素。这些神秘激素只有当孩子开始生长发育时，才会发挥它们的作用。与身高关系密切的激素有生长激素、甲状腺素、肾上腺激素和胰岛素。

生长激素：生长激素是脑垂体分泌的一种特殊蛋白质，主要受下丘脑产生的生长激素释放素调节。通常，孩子进入熟睡后的一两个小时内，生长激素分泌量达到最高峰。

生长激素通过刺激肝脏产生生长介素，间接促使骨骺软骨形成，进而使躯体增长。同时，生长激素还能促进新陈代谢和蛋白质的合成，增强肠道对食物中钙、磷等成分的吸收利用，强化骨骼。此外，生长激素能提升脑部神经传递素的浓度，强化反应力、神经敏锐度以及记忆力等。生长激素是促进骨骼和器官生长的最主要激素，是刺激生长因子的动力。生长激素分泌得多，孩子就长得快；生长激素分泌持续的时间越长，孩子就长得越高。生长激素在孩子长高的过程中有着无可取代的作用，但遗憾的是生长激素只在儿童期（学龄前期和学龄期）和青春期分泌较多，随着年龄的增长，生长激素的分泌会日益减少。

甲状腺素：顾名思义就是甲状腺分泌的激素。甲状腺是藏在人颈部两侧的小腺体，受脑垂体分泌的促甲状腺控制。甲状腺素可直接作用于骨细胞，促进骨的再塑造活动，使骨吸收与骨生成同时加快，进而促进骨骺端软骨骨化，最后与骨干融合。

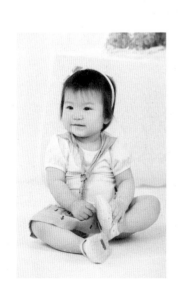

如果生长发育期的儿童甲状腺素分泌太少，会导致发育缓慢、长骨生长迟缓，骨骺不能及时闭合，以致身材矮小、脑部发育障碍。如果孩子甲状腺素分泌过多，会情绪亢奋、精力充沛，严重者可能出现甲亢。

肾上腺激素：在下丘脑的指挥下，肾上腺皮质会分泌性激素，性激素包括雄性激素和雌性激素。不论男孩还是女孩，体内既有雄性激素，又有雌性激素，男女体内两性激素分泌是否正常，都会影响正常的生长发育，直接关系到孩子未来的身高。青春发育期，肾上腺激素对骨骼的成熟速度起决定性作用。

雄性激素是由肾上腺皮质产生的脱氢表雄酮转化而

来。其中，睾酮不仅会促进骨骼合成，维持骨质密度和强度，还能促进蛋白质的合成；雌激素除了可以促进女孩第二性的发育，还能促进钙在骨骼中的沉淀，具有加速骨骺成熟、决定骨骺最终融合的作用。如果青春期的男孩缺乏雌激素或雌激素受体，会出现骨骼到成年不愈合、身高过度增长的情况；如果女孩雌激素分泌过早过多，则会导致钙沉积过多，骨骼闭合加快，生长停滞。

胰岛素：人体内的胰岛素，主要作用是调节人体内糖类、脂肪、蛋白质等的代谢。在孩子生长的旺盛期，胰岛素具有促进生长激素分泌的作用。此外，胰岛素可促进蛋白质的合成，为孩子生长发育提供充足的营养。然而，当胰岛素分泌不足或受体异常时，则会引起儿童体内糖代谢异常，进而导致孩子生长速度变缓、身材矮小。

4 营养

碳水化合物、蛋白质、脂肪、维生素、矿物质、膳食纤维和水，被称为维持机体正常生长发育和新陈代谢、保持健康的"七大武器"。对孩子的骨骼生长来说，最为重要的是蛋白质、维生素和矿物质中的钙、锌。

蛋白质：蛋白质被誉为"生命的第一要素"，是一切细胞的主要成分。孩子需要蛋白质形成肌肉、血液、骨骼、神经、毛发等，成人需要它更新组织、修补损伤和老化的机体。蛋白质在促进孩子健康成长、长高方面具有举足轻重的地位。

人体的骨骼、大脑、血液、内脏等组织都是由蛋白质组成；对孩子生长发育起重要作用的各种激素，也都是由蛋白质及其衍生物组成；参与骨细胞分化、骨形成、骨的再建和更新等过程的骨矿化结合素、骨钙素、人骨特异生长因子等物质，也均为蛋白质所构成；

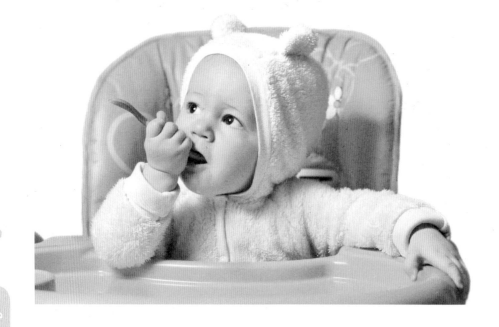

此外，蛋白质还是维持人体正常免疫功能、神经系统功能所必需的营养素。所以，蛋白质是骨骼生长发育的重要支柱。

维生素：维生素是维持人体健康所必需的一类营养素，通常不能在体内合成，或者合成的量难以满足机体的需要，必须由食物供给。尽管它们既不是构成机体组织的原料，也不是体内供能的物质，但是在调节物质代谢和促进生长发育、维持生

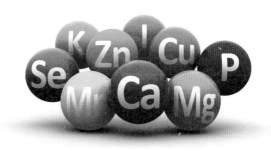

理功能等方面却发挥着重要的作用。与人体骨骼的形成和生长关系密切的有维生素 A、维生素 D、维生素 C。

维生素 A 是人体必需的营养素，是人体生长的要素之一，对人体细胞的增殖和生长有着重要的作用。其与骨骼软骨的成熟有关，能促进蛋白质的生物合成和骨细胞的分化，是孩子骨骼发育不可缺少的重要营养素。当儿童体内缺乏维生素 A 时，会减缓骨骺软骨细胞的成熟，导致生长迟缓；而维生素 A 摄入过量，又会加速骨骺软骨细胞的成熟，导致骨骺板软骨细胞变形加速，骨骺板变窄，甚至早期闭合，阻碍孩子长高。

维生素 D 是与身高密切相关的脂溶性维生素，也是人体所必需的营养素。维生素 D 在人体骨骼生长中的主要作用是调节钙、磷的代谢，通过维持血清钙、磷的平衡，促进钙、磷的吸收和骨骼的钙化，维持骨骼的正常生长，进而长高。如果体内缺乏维生素 D，骨骼对钙、磷的吸收与沉积则会减少，出现佝偻病或软骨症，使孩子身材矮小。但是，维生素 D 摄入过多会使肠道对钙、磷的吸收增加，对甲状腺抑制作用增强，使血钙增加，引起骨硬化。给孩子补充维生素 D 的最好途径是多晒太阳。

维生素 C 是从食物中获取的水溶性维生素，对胶原质的形成很重要，也是骨骼、软骨和结缔组织生长的主要要素。同时，其还能促进儿童生长发育、提高免疫力和大脑灵敏度。当体内维生素 C 缺乏时，骨细胞间质会形成缺陷而变脆，进而影响骨的生长。

钙：钙是人体内含量较高的矿物质，占人体体重的 1.5% ~ 2%。骨骼是钙沉积的主要部位，人体内约 99% 的钙集中于骨骼中。因此，钙是构成骨骼的主要成分，也是骨骼发育的基本原料，孩子长高与钙的吸收有着直接的关系。

孩子身高增长的过程实质上是骨骼发育生长的过程，而骨骼的生长本身就是骨骼钙化的过程，加之孩子处于生长发育期，对钙的需求量大，一旦钙摄入不足，骨骼的生长发育就会变缓，形成佝偻病、"X"或"O"形腿，导致身材矮小。但倘若长期补钙过量，则可能导致软骨提早钙化，骨骺提早闭合，长骨的发育受到影响，而骨中的钙含量过多，还会使骨质变脆，易发生骨折。因此，给孩子补钙也要适量。

锌：锌是人体主要的必需微量元素之一，主要存在于制造激素的原料——蛋白质和酶

中。锌是促进生长发育的关键元素之一，对骨骼生长有着重要的作用。

其一，锌是人体中众多酶不可缺少的部分，而有些酶与骨骼生长发育密切相关。

其二，锌缺乏会影响生长激素、肾上腺激素以及胰岛素的合成、分泌及活力。

其三，锌摄入不足会使蛋白质的合成减少，阻碍孩子的智力发育和生长发育。

其四，锌是影响人体免疫功能最为显著的元素，一旦儿童免疫系统受到影响，机体对疾病的抵抗力、正常的新陈代谢都会发生改变，就会阻碍儿童的正常发育。

5 心理因素

健康不仅是指身体健康，还包括心理健康，并且二者会相互影响。心理学家发现，孩子的精神状况与长高有着重要的联系。因精神因素造成的孩子身高缺陷，医学上称为"心理性矮小"或"精神剥夺性侏儒症"。父母离异、父母患心理疾病、缺少关爱、孩子与父母关系不和谐、学习成绩差、升学压力大等，都会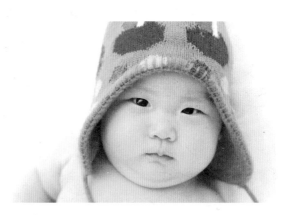增加孩子的精神压力，使脑垂体分泌激素减少，胃肠道功能降低，影响食欲和营养的吸收，从而使孩子身高受到限制。

6 不良饮食习惯

挑食："萝卜青菜，各有所爱"，孩子对不同的食物有喜恶是可以理解的。然而，贴心的家长们不能不知，当遇到以下情况时，就说明孩子有挑食的问题：同年龄段宝宝喜欢吃的食物，他不喜欢吃，而且种类达数种以上，这一情况持续的时间较长；或孩子因不喜欢食物的口味以及不良的饮食习惯而拒绝进食或极少进食某一类食物；或选择性地凭个人喜好无节制地大量进食某些食物，且进食频率高，影响到吃其他食物。

营养专家指出，挑食是引起儿童贫血、软骨症、坏血病、免疫力低下、口角炎、多动症、手足抽搐、脾气暴躁、爱哭闹的原因之一。这绝不是危言耸听，事实上，孩子挑食可能产生的危害比家长想象的还要严重，具体包括：

1.阻碍儿童成长。儿童成长所需的营养素有很多，如蛋白质、脂肪、矿物质、维生素等，而自然界中没有哪一种食物包含人体所需的全部营养素，因此挑食会导致营养失衡，阻碍孩子的正常生长。例如，只爱吃肉不爱吃蔬菜的孩子，摄入的维生素和纤维素太少，容易引起小儿肥胖和便秘；只吃素食不爱吃肉的孩子则易缺乏生长发育必需的蛋白质和脂肪，往往体格发育欠佳、体质偏弱、身材矮小、消瘦、抵抗力差。

2. 患病的概率增加。挑食可使孩子食欲减退，长此以往，维持身体健康所需的营养素无法得到及时的补充，身体素质下降，抗病能力不足，容易患感染性疾病、消化道疾病或各种维生素缺乏性疾病。

3. 影响孩子智力发育。研究表明，正常孩子的智力发育指数要比挑食孩子高 14 分，挑食孩子容易出现注意力不集中的现象。这是因为，脑部的发育同样需要充足而全面的营养供给，如果长期挑食，营养供给不足，会影响脑部发育。

边玩边吃：玩是孩子的天性，然而，吃饭时东张西望、玩游戏、看电视、到处跑……好不容易吃了一口，可下一口饭就不知道要等多久孩子才愿意吃。这样消耗掉的不仅是家长的耐心，更是孩子的健康。

孩子边吃边玩，首先会影响食物的消化吸收。活动量大，会使血液流向大脑和四肢，分布在胃肠道的血液随之减少，孩子的消化功能就会出现紊乱；在吃饭的时候做其他事，无疑会延长孩子吃饭的时间，使大脑皮质的摄食中枢兴奋性减弱，导致胃内各种消化酶的分泌减少，胃的蠕动功能减弱，妨碍食物的消化吸收。

其次，容易养成不良的饮食习惯。孩子边吃边玩，注意力都在吃饭之外的事情上，无暇顾及食物的味道和质地，久而久之，对吃饭会越来越没有兴趣，甚至会以吃饭作为玩的条件，容易形成不良的饮食习惯。

最后，容易造成意外伤害。孩子在玩时嘴里含着食物，很容易发生食物误入气管的情况，轻者出现剧烈呛咳，重者可能导致窒息。会走会跑的孩子边吃边玩更危险，孩子含着小勺或骨头等质地较硬的食物跑来跑去，一旦摔倒，硬物可能会刺伤口腔或咽喉。

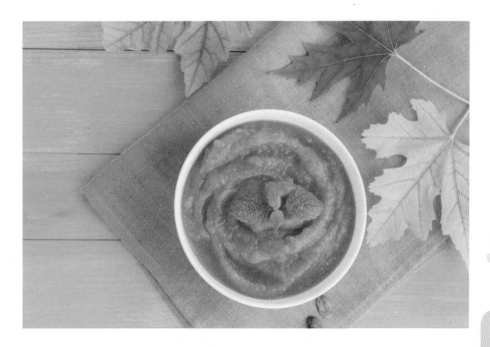

0~6岁儿童标准身高对照表

儿童标准身高对照表可以科学测量宝宝身高，让宝爸宝妈更好地了解宝宝是否符合正常生长水平，从而更好地了解宝宝的生长所需。

男孩标准身高对照表

月（年龄）	身长（厘米）（平均值）	月（年龄）	身长（厘米）（平均值）
出生	48.2 ~ 52.8（50.5）	18月	79.4 ~ 85.4（82.4）
1月	52.0 ~ 57.0（54.5）	21月	81.9 ~ 88.4（85.5）
2月	55.5 ~ 60.7（58.1）	2岁	84.3 ~ 91.0（87.6）
3月	58.5 ~ 63.7（61.1）	2.5岁	88.9 ~ 95.8（89.9）
4月	61.0 ~ 66.4（63.7）	3岁	91.1 ~ 98.7（94.9）
5月	63.2 ~ 68.6（65.9）	3.5岁	95.0 ~ 103.1（96.8）
6月	65.1 ~ 70.5（67.8）	4岁	98.7 ~ 107.2（102.9）
8月	68.3 ~ 73.6（70.9）	4.5岁	102.1 ~ 111.0（106.5）
10月	71.0 ~ 76.3（73.6）	5岁	105.3 ~ 114.5（109.9）
12月	73.4 ~ 78.8（76.1）	5.5岁	108.4 ~ 117.8（113.1）
15月	76.6 ~ 82.3（79.4）	6岁	111.2 ~ 121.0（116.1）

女孩标准身高对照表

月（年龄）	身长（厘米）（平均值）	月（年龄）	身长（厘米）（平均值）
出生	47.7 ~ 52.0（49.9）	18月	77.9 ~ 84.0（81.0）
1月	51.2 ~ 55.8（53.5）	21月	80.6 ~ 87.0（83.8）
2月	54.4 ~ 59.2（56.8）	2岁	83.3 ~ 89.8（86.6）
3月	57.1 ~ 59.5（53.8）	2.5岁	87.9 ~ 94.7（91.3）
4月	59.4 ~ 64.5（62.0）	3岁	90.2 ~ 98.1（94.2）
5月	61.5 ~ 66.7（64.1）	3.5岁	94.0 ~ 101.8（97.9）
6月	63.3 ~ 68.6（66.0）	4岁	97.6 ~ 105.7（101.7）
8月	66.4 ~ 71.8（69.1）	4.5岁	100.9 ~ 109.3（105.1）
10月	69.0 ~ 74.5（71.8）	5岁	104.0 ~ 112.3（108.2）
12月	71.5 ~ 77.1（74.3）	5.5岁	106.9 ~ 116.2（111.6）
15月	74.8 ~ 80.7（77.8）	6岁	109.7 ~ 119.6（114.7）

制作儿童身高对照表的原因如下：

1. 宝宝的身高情况反映了宝宝的饮食结构是否合理、营养是否均衡，同时也反映了宝宝的健康状况。

2. 宝宝的体重不是衡量其生长发育的唯一标准，要从身高、运动量、与他人的交往、语言学习能力等各个方面来共同衡量。科学的评定身高标准能给宝宝带来更健康的身体状态。

3. 现在生活水平提高，很多妈妈为了维持身体曲线而选择给宝宝喂养奶粉，导致宝宝身高参差不齐。由于各地的生长指标不统一，导致许多发育良好的孩子被评低分，母乳喂养的宝宝经常被误指为偏瘦或偏矮。本篇选择了世界卫生组织公告的儿童身高对照表，让宝爸宝妈可以科学测量宝宝身高。

1 科学测量孩子的身高

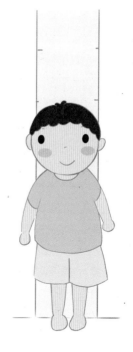

身高是体型特征中最重要的一项指标，正确的测量方法是获得孩子身高增长数据的前提，也是及时掌握孩子生长发育情况的重要手段。儿童应每年测量 2 次（最好每季度测量 1 次）。身高测量看似简单，但也要讲究方法。

首先，测量时间、工具要一致。人的身高在一天中会有差异，通常上午高于下午。这是因为，经过一天的活动和体重压迫，椎间盘变薄、脊柱弯曲度增加以及足弓变浅，所以人的身高一般早上要比晚上高 0.5 ～ 1.0 厘米。因此，身高测量要在同一时间段进行，且测量工具最好一致，以减小测量误差。

其次，注意测量时的姿势。3 岁以下婴幼儿测量身高：先准备一块硬纸板（硬纸板约长 120 厘米），将硬纸板铺于木板床上或靠近墙边的地板上；然后脱掉孩子鞋袜、帽子、外衣裤和尿布，让孩子仰卧在硬纸板上，四肢并拢并伸直，使孩子的两耳位于同一水平线上，身体与两耳水平线垂直；接着用书本固定孩子头部并与地板（床板）垂直，并画线标记；用一只手握住孩子两膝，使两下肢互相接触并贴紧硬纸板，再用书抵住孩子的脚板，使之垂直于地板（床板），并画线标记；用皮尺量取两条线之间的距离，即为身高。

3 岁以上儿童和青少年测量身高：测量前，被测者应先脱去鞋袜、帽子和外套，靠墙站立，取立正姿势，双手自然下垂贴于大腿外侧，脚跟靠拢，脚尖向外略分开，脚跟、臀部、两肩胛角均同时靠着墙面，头部保持正直位置；测量者手持硬纸板，让板底与头顶部正中线的最高点接触，并画线标记；用尺量出地面到标记线的垂直距离，即为身高。

尽管每个孩子的生长发育都不相同，不过还是有一个大致的趋势。就大多数情况而言，孩子出生时的平均身高约为 50 厘米；出生第 1 年内，身高增长速度最快，平均增长 20 ~ 25 厘米；1 ~ 3 岁，平均每年增长 8 ~ 10 厘米；3 岁后，增长速度逐渐递减，每年增长 5 ~ 7 厘米。

以上趋势，大致反映了孩子身高的年增长速率：3 岁以前是孩子身高生长速率的第一个高峰期；自 3 岁到青春期前，生长速率较为平稳，呈缓慢下降趋势；青春期开始后，生长速率进入第二个高峰期。据此，父母可根据每年孩子的身高，绘制其生长曲线，并参照儿童标准生长曲线，及时检测孩子的生长发育情况。

靶身高也叫遗传身高，是成年后能达到的最终身高。靶身高反映了父母平均身高，即遗传对儿童身高的影响。儿童靶身高可按以下方式计算：

男孩成年身高（厘米）=（父亲身高 + 母亲身高 +12）÷2±4

女孩成年身高（厘米）=（父亲身高 + 母亲身高 -12）÷2±4

根据以上方式计算出的身高范围对大部分孩子有效。如果孩子现在的身高和最终身高在靶身高范围内，是正常的，反之则应寻找原因并进行干预。

孩子身高的增长要结合"骨龄"一起评估。所谓骨龄，就是骨骼年龄的简称，是用小儿骨骼实际发育程度与标准发育程度进行比较，所求得的一个发育年龄。

由于人体骨骼发育的变化基本相似，每一根骨头的发育过程都具有连续性和阶段性，不同阶段的骨头具有不同的形态特点，因此，骨龄能较为精确地反映人从出生到完全成熟的过程中各年龄段的发育水平。骨龄在很大程度上代表了儿童身体的真正发育水平，用骨龄判定儿童的生长发育情况比实际年龄更为确切。

医生通常会根据拍摄的手腕部 X 光正位片来确定骨龄。正常人的骨龄与生理年龄一致或较为相近，但是在疾病状态下，则可能有较大的差异。如生长激素缺乏时，骨龄低于生理年龄；性早熟时，骨龄则会大于生理年龄。通常，骨龄与生理年龄相差 ±2 岁以内为正常范围。

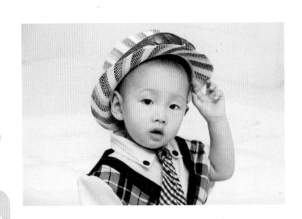

一般，女孩的长骨在骨龄 16 ~ 17 岁时，会停止生长；而男孩的长骨在骨龄 18 ~ 19 岁时，会停止生长。长骨生长的停止，意味着身高增长的停止。通过骨龄可以预测儿童成年后的身高，指导一些身材矮小孩子的治疗，还有助于部分儿科内分泌疾病的诊断。

儿童四季身高生长要点

春、夏、秋、冬四季气候各不同，儿童的饮食也应随季节而变，每个季节儿童的饮食搭配也应各具特点。

1 春季长高饮食要点

春天是万物生长的季节，也是孩子长身体的最佳时机。对于生机蓬勃、发育迅速的小儿来说，春天更应注意饮食调养，以保证其健康成长。

营养摄入丰富均衡，钙是必不可少的，应多给宝宝吃一些鱼、虾、鸡蛋、牛奶、豆制品等富含钙质的食物，并尽量少吃甜食、油炸食品及碳酸饮料，因为它们是导致钙质流失的"罪魁祸首"。蛋白质也是不可或缺的，鸡肉、牛肉、小米都是不错的选择。

早春时节，气温仍较寒冷，人体为了御寒要消耗一定的能量来维持基础体温，所以早春期间的营养构成应以高热量为主，除豆类制品外，还应选用芝麻、花生、核桃等食物，以便及时补充能量。由于寒冷的刺激可使体内的蛋白质分解加速，导致机体抵抗力降低而致病，因此，早春时节还需要注意给小儿补充优质蛋白质食品，如鸡蛋、鱼类、虾、牛肉、鸡肉、兔肉和豆制品等。上述食物中所含有的丰富的蛋氨酸具有增强人体耐寒性的功能。

春天气温变化较大，细菌、病毒等微生物开始繁殖，活动力增强，容易侵犯人体，所以在饮食上应摄取足够的维生素和无机盐。小白菜、油菜、青椒、鲜藕、豆芽、柑橘、柠檬、草莓、山楂等新鲜蔬菜和水果含维生素C，具有抗病毒作用；胡萝卜、苋菜、油菜、雪里蕻、西红柿、韭菜、豌豆苗等蔬菜富含胡萝卜素，而动物肝、蛋黄、牛奶、乳酪、鱼肝油等动物性食品富含维生素A，具有保护和增强上呼吸道黏膜和呼吸器官上皮细胞的功能，从而可抵抗各种致病因素的侵袭。也可多吃含有维生素E的芝麻、包菜、花菜等食物，以提高人体免疫功能，增强机体的抗病能力。春天多风，天气干燥，妈妈一定要注意及时为宝宝补充水分。另外，还要注意尽量少让宝宝吃膨化食品和巧克力，以免上火；荔枝、橘子等温性水果也不宜食用过多。

春季患病或病后恢复期的小儿，可以清凉、素净、味鲜可口、容易消化的食物为主，可食

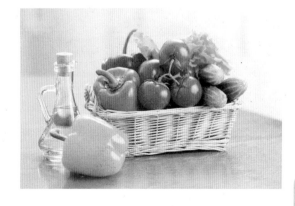

用大米粥、冰糖薏米粥、赤豆粥、莲子粥、青菜泥、肉松、豆浆等。春季宝宝易过敏，所以饮食上需要特别注意，尤其是过敏体质的儿童更要小心食用海鲜、鱼虾等易引起过敏的食物。

2 夏季长高饮食要点

炎热的夏季，是人体能量消耗最大的季节。这时，人体对蛋白质、水、无机盐、维生素及微量元素的需求量有所增加，对于生长发育旺盛期的儿童更是如此。

首先是对蛋白质的需要量增加。夏季蛋白质分解代谢加快，并且汗液可以使大量微量元素及维生素丢失，使人体的抵抗力降低。在膳食调配上，要注意食物的色、香、味，多在烹调技巧上用心，使孩子增加食欲。可多吃凉拌菜、豆制品、新鲜蔬菜、水果等。夏季可以给孩子多吃一些具有清热祛暑功效的食物，如苋菜、藕、绿豆芽、西红柿、丝瓜、黄瓜、冬瓜、菜瓜、西瓜等，尤其是西红柿和西瓜，既可生津止渴，又有滋养作用。另外还可选食豆类、瘦猪肉、牛奶、鸭肉、红枣、香菇、紫菜、梨等，以补充丢失的维生素。同时，由于夏季气温高，宝宝的消化酶分泌较少，容易引起消化不良或感染上肠炎等肠道传染病，需要适当地为宝宝增加食物量，以保证足够的营养摄入。最好吃一些清淡易消化、少油腻的食物，如黄瓜、西红柿、莴笋等含有丰富维生素C、胡萝卜素和无机盐等物质的食物。此外，豆浆、豆腐等豆制品所含的植物蛋白最容易被宝宝吸收。

多变换花样品种，以增进儿童食欲。在烹调时，鱼宜清炖，不宜用油煎炸，还可巧用酸、辣等调料来开味。

白开水是宝宝夏季最好的饮料。夏季宝宝出汗多，体内的水分流失也多，宝宝对缺水的耐受性比成人差，若有口渴的感觉时，其实体内的细胞已有脱水的现象了。脱水严重还会导致发热。宝宝从奶和食物中获得的水分约800毫升，但夏季宝宝每日应摄入1100～1500毫升的水，因此多给宝宝喝开水非常重要，可起到解暑与缓解便秘的双重

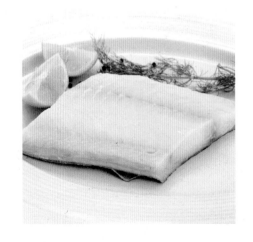

作用。由于天热多汗，机体内大量盐分随汗排出体外。缺盐会使渗透压失衡，影响代谢，人易出现乏力、厌食等症。夏季适量补充盐分，不可过多或太少，切勿忽视。冷饮、冷食吃得过多，会冲淡胃液，影响消化，并刺激肠道，使蠕动亢进，缩短食物在小肠内停留的时间，影响孩子对食物中营养成分的吸收。特别是幼儿的胃肠道功能尚未发育健全，黏膜血管及有关器官对冷饮、冷食的刺激尚不适应，多食冷饮、冷食会引起腹泻、腹痛及咳嗽等症状，甚至诱发扁桃体炎。

秋天，秋高气爽，五谷飘香，是气候宜人的季节。人体的消耗逐渐减少，食欲也开始增加。因此，家长可根据秋季的特点来调整饮食，使婴幼儿能摄取充足的营养，促进孩子的发育成长，补充夏季的消耗，并为越冬做准备。

金秋时节，果实大多成熟，瓜果、豆荚类蔬菜的种类很多，鱼类、肉类、禽类、蛋类也比较丰富。秋季饮食构成应以防燥滋润为主。事实证明，秋季应多吃些芝麻、核桃、蜂蜜、甘蔗等，水果应多吃些雪梨、鸭梨。梨营养丰富，含有葡萄糖、果糖、维生素和矿物质，不仅是人们喜爱吃的水果，也是治疗肺热痰多的良药。

秋天，有利于调养生机、去旧更新。对素来体弱、脾胃不好、消化不良的小儿来说，可以吃一些健补脾胃的食品，如莲子、山药、扁豆、芡实、板栗等。鲜莲子可生食，也可做肉菜、糕点或蜜饯；干莲子营养丰富，能补中益气、健脾止泻。山药不但含有丰富的淀粉、蛋白质、无机盐和多种维生素等营养物质，还含有多种纤维素和黏液蛋白，有良好的滋补作用。扁豆具有健脾化湿之功效。芡实是秋凉进补的佳品，具有滋养强壮的功效。板栗可与大米共煮粥，加糖食用，也可做板栗鸡块等菜肴，有养胃健脾、促进消化的作用。

秋季饮食要遵循"少辛增酸"的原则，即少吃一些辛辣的食物，如葱、姜、蒜、辣椒等，多吃一些酸味的食物，如广柑、山楂、橘子、石榴等。

此外，由于秋季较为干燥，饮食不当很容易出现嘴唇干裂、鼻腔出血、皮肤干燥等上火现象，因此家长们还应多给宝宝吃润燥生津、清热解毒及有助消化的蔬果，如胡萝卜、冬瓜、银耳、莲藕、香蕉、柚子、甘蔗、柿子等。另外，及时为宝宝补充水分也是相当必要的，除日常饮用白开水外，妈妈还可以用雪梨或柚子皮煮水给宝宝喝，同样能起到润肺止咳、健脾开胃的作用。

秋季天气逐渐转凉，是流行性感冒多发的季节，家长们要注意在日常饮食中让宝宝多吃一些富含维生素 A 及维生素 E 的食品，以增强机体免疫力，预防感冒。

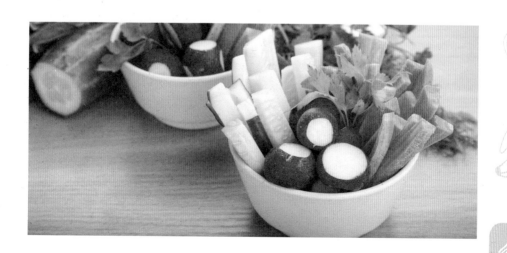

4 冬季长高饮食要点

冬季气候寒冷，人体受寒冷气温的影响，机体的生理和食欲均会发生变化。因此，合理地调整饮食，保证人体必需营养素的充足，对提高幼儿的机体免疫功能是十分必要的。家长们需要了解冬季饮食的基本原则，从饮食着手，增强宝宝的身体抗寒和抗病力。

小儿冬天的营养应以增加热能为主，可适当多摄入富含碳水化合物和脂肪的食物，还应摄入充足的蛋白质，如瘦肉、鸡蛋、鱼类、乳类、豆类及其制品等。这些食物所含的蛋白质不仅便于人体消化吸收，而且富含必需氨基酸，营养价值较高，可增加人体耐寒和抗病能力。

幼儿们冬季的户外活动相对较少，接受室外阳光照射的时间也短，很容易缺乏维生素D。这就需要家长定期给宝宝补充维生素D，每周2~3次，每次400单位。同时，寒冷气候使人体氧化功能加快，维生素B_1、维生素B_2代谢也明显加快，饮食中要注意及时补充富含维生素B_1、维生素B_2的食物。维生素A能增强人体的耐寒力，维生素C可提高人体对寒冷的适应能力，并且对血管具有良好的保护作用。同时，有医学研究表明，如果体内缺少无机盐就容易产生怕冷的感觉，要帮助宝宝抵御寒冷，建议家长们在冬季多让孩子摄取根茎类蔬菜，如胡萝卜、土豆、山药、红薯、藕及青菜等，这些蔬菜的根茎中所含无机盐较多。

冬天的寒冷可影响到人体的营养代谢。在日常饮食中可多食一些瘦肉、肝、蛋和虾皮、虾米、海鱼、紫菜、海带等海产品，以及芝麻酱、豆制品、花生、核桃、赤豆、芹菜、橘子、香蕉等食物。冬季是最适宜滋补的季节，对于营养不良、抵抗力低下的儿童更宜进行食补，食补有药物所不能替代的效果。可选食粳米、籼米、玉米、小麦、黄豆、红豆、豌豆等谷豆类；菠菜、韭菜、萝卜、黄花菜等蔬菜；牛肉、羊肉、兔肉、鸡肉、猪肚、猪肾、猪肝及鳝鱼、鲤鱼、鲢鱼、鲫鱼、虾等肉食；橘子、椰子、菠萝、莲子、大枣等果品。此外，冬季的食物应以热食为主，以煲菜、烩菜、炖菜或汤菜等为佳。不宜给孩子多吃生冷的食物。生冷的食物不易消化，容易伤及宝宝脾胃，脾胃虚寒的孩子尤要注意。冬季热量散发较快，用勾芡的方法可以使菜肴的温度不会降得太快，如羹糊类菜肴。

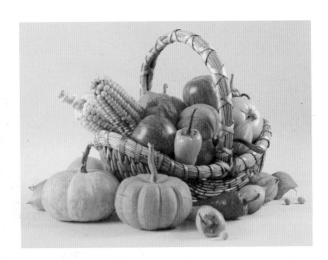

儿童长高饮食秘籍

儿童的健康成长和发育需要摄入均衡全面的营养。每一种食材的营养价值各有不同，因此，选对食材，再加以合理搭配，才能做出适合儿童营养需求的菜肴。

1 饮食秘籍之粗细搭配

儿童的饮食需讲究粗细搭配，因为粗粮可以提供细粮所不具备的营养成分，如赖氨酸和蛋氨酸，吸收这些营养素能均衡营养，促进生长发育。不同杂粮各有长处，如小麦含钙高，小米中的铁和 B 族维生素较高。一般情况下，一天宜吃一顿粗粮、两顿细粮。若将粗细粮搭配食用，如做成八宝粥、二米饭、豆沙包等，可使食物中的蛋白质成分互相补充，从而提高食物的营养价值，对儿童的成长发育非常有帮助。

2 饮食秘籍之肉类选择

鱼、禽、蛋、瘦肉等动物性食物是优质蛋白质、脂溶性维生素和矿物质的良好来源。动物蛋白的氨基酸组成更适合人体需要，且赖氨酸含量较高。肉类中铁的利用较好，鱼类特别是海鱼所含的不饱和脂肪酸有利于儿童神经系统的发育。

3 饮食秘籍之蔬菜水果

儿童由于身体发育的关系，对维生素的需求比较大，而大部分维生素不能在体内合成或合成量不足，必须依靠食物来提供。此时，家长们应鼓励儿童适当多吃蔬菜和水果。蔬菜和水果所含的营养成分并不完全相同，不能相互替代。在制作儿童膳食时，应注意将蔬菜切小、切细，以利于儿童咀嚼和吞咽，同时还要注意蔬菜水果品种、颜色和口味的变化，引起儿童多吃蔬菜水果的兴趣。

4 饮食秘籍之零食选择

零食是学龄前儿童饮食中的重要内容，应科学对待、合理选择。零食是指正餐以外所进食的食物和饮料，用以补充不足的能量和营养素。学龄前儿童新陈代谢旺盛，活动量多，所以营养素需要量相对比成人多。水分需要量也大，建议学龄前儿童每日饮水量为 1000 ~ 1500 毫升。其饮品应以白开水为主。目前市场上有许多含糖饮料和碳酸饮料，不宜过多地饮用这些饮料，否则不仅会影响孩子的食欲，使儿童容易发生龋齿，而且还会造成过多能量摄入，不利于儿童的健康成长。零食品种、进食量以及进食时间是需要特别考虑的问题。在零食选择时，建议多选用营养丰富的食品，如乳制品（液态奶、酸奶）、鲜鱼虾肉制品（尤其是海产品）、鸡蛋、豆腐或豆浆、各种新鲜蔬菜水果及坚果类食品等，少选用油炸食品、糖果、甜点等。

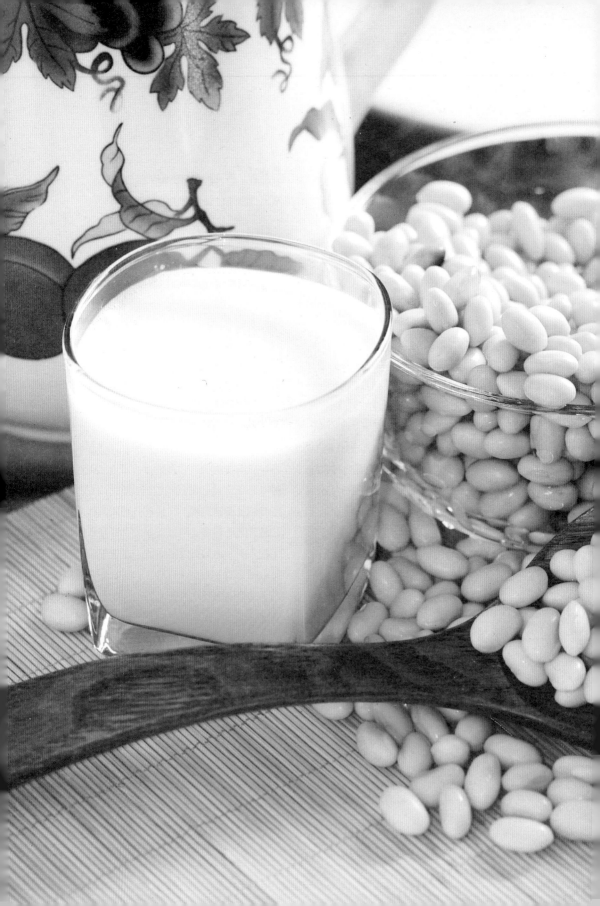

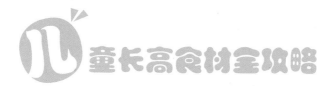

PART 2

儿童长高食材全攻略

生活中最常见的食材,

但是却蕴含着丰富的营养,

隐藏着不为人知的增高功效,

宝爸宝妈们知道吗?

不同的食材搭配起来也会有不同的效果哦,

宝爸宝妈们快学起来吧。

把宝宝的生长发育掌握在自己手里,

不让宝宝的身高输在起跑线上。

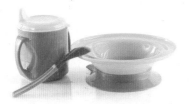

大米

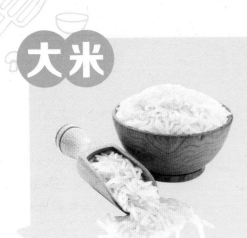

- 大米 + 胡萝卜
  改善胃肠功能

- 大米 + 桂圆
  补元气

增高分析

大米的碳水化合物含量较高，是人体能量的主要来源，营养全面而均衡，含有较多的钙、磷等矿物质，是组成骨骼的主要成分，可预防营养不良引起的发育迟缓。

营养功效

大米有益于儿童的肠胃发育和健康，能刺激胃液的分泌，有助于消化，并对脂肪的吸收有促进作用。其还能促使奶粉中的酪蛋白形成疏松而又柔软的小凝块，使之容易消化吸收，补充发育期的营养。米粥具有补脾、和胃、清肺、聪耳明目的功效。

实用贴士

1. 挑选大米时，应以硬度大、腹白少的为优，表面呈灰粉状或有白道沟纹的米是陈米，其量越多则说明大米越陈旧。

2. 淘洗大米时不宜搓洗，次数也不宜过多，以减少营养素的流失。

营养元素	含量
热量（千卡）	347
碳水化合物（克）	77.9
脂肪（克）	0.8
维生素 B$_1$（毫克）	0.11
硒（微克）	2.23
锰（毫克）	1.29
钙（毫克）	13
铜（毫克）	0.3
蛋白质（克）	7.4
镁（毫克）	34
维生素 B$_2$（毫克）	0.05
维生素 E（毫克）	0.46
锌（毫克）	1.7
铁（毫克）	2.3
钾（毫克）	103
磷（毫克）	110
钠（毫克）	3.8
膳食纤维（克）	0.7

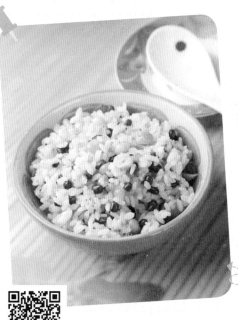

·红豆玉米饭·

食材 鲜玉米粒 85 克，水发红豆 75 克，水发大米 200 克

步骤
1. 砂锅中注入适量清水，大火烧热，倒入红豆、大米、玉米粒。
2. 加盖，烧开后小火煮约 30 分钟至食材熟软。
3. 揭开盖，关火后盛出煮好的饭即可。

相关常识 红豆要充分泡发后再焖煮，口感会更好。

·大米发糕·

食材 大米粉 500 克，葡萄干若干，泡打粉 5 克，酵母粉 5 克，水适量

调料 细砂糖适量

步骤
1. 大米粉加水搅拌均匀，放入酵母粉后再次拌匀，盖上盖子密封好，室温发酵 3 小时以上。
2. 将泡打粉和细砂糖放入发酵好的米糊中，搅拌均匀。
3. 将搅拌好的米糊倒入发糕模具，撒上葡萄干，放入蒸锅大火蒸 15 分钟，再关火焖 2 分钟即可。

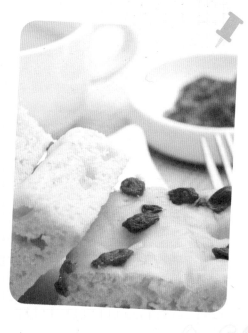

小麦

搭配升级

- 小麦 + 玉米
  提高蛋白质的吸收

- 小麦 + 荞麦
  营养更全面

- 小麦 + 大枣
  治疗腹泻

增高分析

小麦中含有丰富的蛋白质和多种维生素，是人体蛋白质和热量的重要来源，有助于儿童的体格发育。常食小麦还能促进睡眠，可辅助增高。

营养功效

小麦中的膳食纤维可以促进胃肠蠕动，预防儿童便秘。而维生素 B_1 和维生素 B_2 是维持人体正常生长机能和代谢活动必不可少的物质，能维持神经系统和皮肤的健康，参与能量代谢，增强体力、滋补强身。

实用贴士

1.选购小麦粉时要注意观察色泽。优质的小麦粉色泽为白中略带浅黄色，如果颜色为灰白色或青灰色则不宜购买。选购时还可以用手将其握紧成团，久而不散的小麦粉所含水分较高，不易储存。

2.民间有"麦吃陈，米吃新"的说法，存放时间适当长些的小麦粉比新磨的小麦粉品质好。

营养元素	含量
热量（千卡）	339
磷（毫克）	325
钾（毫克）	289
碳水化合物（克）	75.2
钙（毫克）	34
蛋白质（克）	11.9
膳食纤维（克）	10.8
钠（毫克）	6.8
铁（毫克）	5.1
硒（微克）	4.05
烟酸（毫克）	4
镁（毫克）	4
锰（毫克）	3.1
锌（毫克）	2.33
维生素 E（毫克）	1.82
脂肪（克）	1.3
铜（毫克）	0.43
维生素 B_1（毫克）	0.4
维生素 B_2（毫克）	0.1

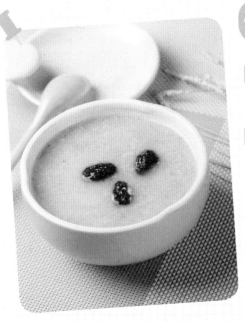

·麦冬红枣小麦粥·

食材 山药（干）60克，小麦60克，麦冬30克，粳米30克，红枣若干

步骤 1. 将山药、小麦、麦冬、粳米、红枣洗净，放入瓦锅内。

2. 加清水适量，大火煮沸。

3. 再用小火煮至小麦烂熟。

4. 出锅，倒入碗中即可食用。

·小米双麦粥·

食材 小米30克，荞麦30克，小麦25克

步骤 1. 荞麦、小麦洗净后浸泡半小时；小米洗净备用。

2. 砂锅中注入适量清水烧热，倒入洗净的小麦、荞麦、小米，盖上盖，烧开后用小火煮约50分钟，至其变软。

3. 关火揭盖后，搅拌几下，盛出煮好的小米双麦粥，装入碗中，待稍凉即可食用。

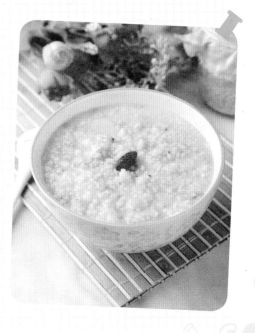

小米

搭配升级

- 小米 + 黄豆
  有利于营养的吸收

- 小米 + 猪心
  有助于睡眠

- 小米 + 红糖
  补虚补血

增高分析

小米中蛋白质、脂肪、碳水化合物这几种主要营养素的含量很高，而且由于小米通常无须精制，因此保存了较多的营养素和矿物质，对防止儿童发育不良有较好的食疗作用，可促进儿童对各种营养素的吸收，改善骨骼和神经肌肉系统的发育，防止身材矮小。

营养功效

小米具有抑菌作用，可减少口中的细菌滋生，去除口臭，治疗小儿脚气病、癞皮病、精神倦怠等症。此外，小米还能除热、止烦渴、利小便、补养肝气，止儿童虚汗，预防儿童发育迟缓。

实用贴士

优质小米米粒颜色均匀，呈乳白色、黄色或金黄色，有光泽，很少有碎米，无杂质。取少量小米放于软白纸上，用嘴哈气使其润湿，然后用纸捻搓小米，观察纸上是否有轻微的黄色，如有黄色，说明小米中染有黄色素。

营养元素	含量
热量（千卡）	361
碳水化合物（克）	75.1
脂肪（克）	3.1
蛋白质（克）	9
膳食纤维（克）	1.6
维生素 E（毫克）	3.63
维生素 B_1（毫克）	0.33
维生素 B_2（毫克）	0.1
烟酸（毫克）	1.5
钙（毫克）	41
铁（毫克）	5.1
锌（毫克）	1.87
铜（毫克）	0.54
锰（毫克）	0.89
钾（毫克）	284
磷（毫克）	229
钠（毫克）	4

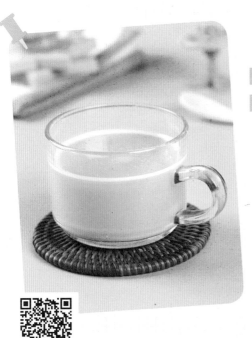

·豌豆小米豆浆·

食材 豌豆 50 克，小米 40 克

步骤
1. 将小米、豌豆放入碗中，倒入清水洗净。
2. 将洗好的豌豆、小米放入筛子中沥干水分。放入豆浆机中，加适量清水，开始打浆。
3. 将打好的豌豆、小米豆浆滤去渣，滤取豆浆。
4. 装入杯中即可食用。

·韭菜小米炒鸡蛋·

食材 小米 80 克，鸡蛋 2 个，韭菜 60 克

调料 食用油、盐各少许

步骤
1. 小米淘净浸泡 2 小时，倒入电饭锅中加水煮熟或蒸熟。
2. 鸡蛋打散，韭菜洗净切碎末。
3. 锅中放油烧热，倒入蛋液后不停翻炒，至凝固成块后加入韭菜末炒匀，再加入小米饭，翻炒均匀后略加盐调味即成。

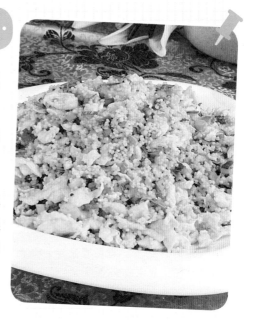

青豆

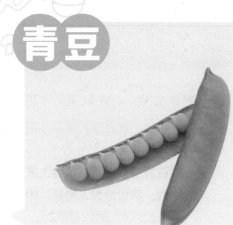

- 青豆 + 排骨
  补钙

- 青豆 + 玉米
  明目

- 青豆 + 虾仁
  健脾益气、清
  热解毒

增高分析

青豆含有丰富的蛋白质，其中含人体必需的多种氨基酸，尤其以赖氨酸含量高，有助于钙的吸收利用，能为孩子的长骨发育创造良好的物质条件，对儿童长高有利。

营养功效

青豆不仅富含优质蛋白和钙、磷等成分，能维持机体钙、磷代谢平衡，还含有丰富的不饱和脂肪酸，有健脑益智和防止脂肪肝形成的功效。常食青豆还能预防儿童贫血。

实用贴士

在挑选青豆时，不能轻信个大、颜色鲜艳的。买回青豆后，可以用清水浸泡一下，如果有未被染透的"青豆"，一剥开，里面的芽瓣是黄色的。此外，购买青豆时，如果商贩是当场剥开的，会比较安全。

营养元素	含量
热量（千卡）	334
饱和脂肪酸（克）	0.2
钾（毫克）	823
磷（毫克）	259
钙（毫克）	97
维生素 A（微克）	42
镁（毫克）	118
碳水化合物（克）	65.8
蛋白质（克）	20.3
脂肪（克）	1.1
膳食纤维（克）	10.4
维生素 E（毫克）	8.47
铁（毫克）	4.9
硒（微克）	1.7
锌（毫克）	2.35
烟酸（毫克）	2.4
锰（毫克）	1.15
钠（毫克）	10
铜（毫克）	0.47
维生素 B$_1$（毫克）	0.49
维生素 B$_2$（毫克）	0.14

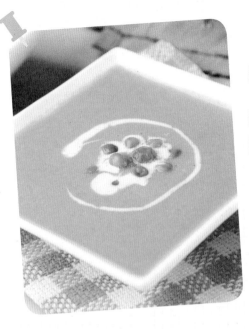

·青豆奶油浓汤·

食材 青豆 85 克，黄油 40 克，淡奶油 70 克

调料 盐 2 克

步骤
1. 青豆洗净。热锅注黄油，下入青豆，翻炒均匀，加盐，加入 2 ~ 2.5 倍的清水，搅匀。
2. 盖上盖，大火煮沸后转小火，煮至熟烂；待水分收至八成干时，将青豆加水倒入料理机中，搅打成泥。
3. 倒入锅中，小火煮至沸腾，倒入淡奶油。关火，搅拌均匀即可。

·土豆青豆泥·

食材 青豆 80 克，土豆 2 个，黄油 25 克

调料 糖、牛奶各适量

步骤
1. 土豆去皮洗净、切块，放入蒸笼，蒸至用筷子一夹即开。
2. 青豆加水煮开转小火，煮至软烂，再压成泥。
3. 将煮熟的土豆放入盘中压成土豆泥。黄油入锅烧化，下入青豆泥和土豆泥，炒散后调入糖。
4. 倒入适量牛奶，炒匀即可出锅食用。

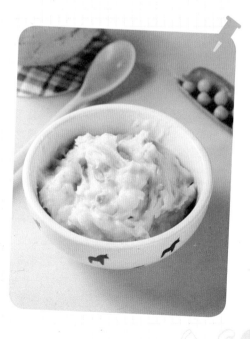

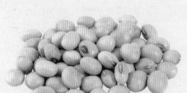

黄豆

搭配升级

✓

✓ ・黄豆 + 鸡蛋
降低胆固醇

・黄豆 + 小米
有利于营养素
的吸收

增高分析

黄豆有"豆中之王"之称，被人们称为"植物肉""绿色的乳牛"，营养价值十分丰富。黄豆中富含蛋白质以及多种氨基酸，且氨基酸的比例接近人体需要，在体内的吸收利用率高，适当补充可促进儿童骨骼的生长发育。

营养功效

黄豆营养价值高，含有丰富的不饱和脂肪酸、钙及B族维生素，可提高儿童免疫力。此外，黄豆中还含有较多的铁，且容易被人体吸收，对促进小孩生长发育和预防缺铁性贫血有较好的食疗功效。

实用贴士

1.黄豆有一种豆腥味，如在炒黄豆时滴几滴黄酒，这样豆腥味会少得多。或者在炒黄豆之前用凉盐水洗一下，也可达到同样的效果。

2.黄豆含有不利健康的抗胰蛋白酶和凝血酶，所以不宜生食，夹生黄豆也不宜吃，且不宜干炒食用。

营养元素	含量
热量（千卡）	359
钾（毫克）	1503
磷（毫克）	465
胡萝卜素（微克）	220
镁（毫克）	199
钙（毫克）	191
维生素A（微克）	37
蛋白质（克）	35
碳水化合物（克）	34.2
维生素E（毫克）	18.9
脂肪（克）	16
膳食纤维（克）	15.5
碘（微克）	9.7
铁（毫克）	8.2
硒（微克）	6.16
锌（毫克）	3.34
锰（毫克）	2.26
钠（毫克）	2.2
烟酸（毫克）	2.1
维生素B_1（毫克）	0.41

·黄豆马蹄鸭肉汤·

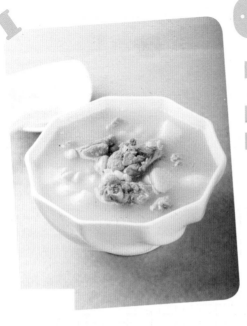

食材 鸭肉 500 克，马蹄 110 克，水发黄豆 120 克，姜片 20 克

调料 盐 2 克

步骤
1. 洗净去皮的马蹄切成小块。
2. 锅中注入清水烧开，放入洗净的鸭块，煮至沸，汆去血水。把汆煮好的鸭块捞出，待用。
3. 砂锅中注入适量清水烧开，倒入洗净的黄豆，加入马蹄。
4. 放入鸭块，撒上姜片，烧开后用小火炖 40 分钟，至食材熟透。
5. 加入盐，拌匀调味即可。

·黄豆糕·

食材 黄豆粉 220 克，麦芽糖 100 克

调料 白糖、麻油、热水各适量

步骤
1. 将黄豆粉包上保鲜膜蒸 20 分钟。如果用的是生黄豆粉，则蒸至少 30 分钟，才能去掉豆腥味。
2. 混合白糖、麦芽糖和热水，搅拌均匀，加入麻油，拌均匀。
3. 往芝麻油和糖的混合糊中筛入蒸好的黄豆粉，混合均匀。
4. 取适量黄豆团装入模具，按平，压出来，一一装好盘即可。

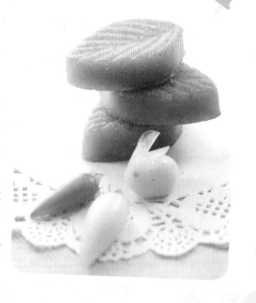

黑豆

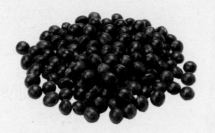

 ✓
- 黑豆 + 红糖
滋补肝肾

 ✓
- 黑豆 + 牛奶
帮助吸收牛奶
中的维生素 B_{12}

 ✓
- 黑豆 + 红枣
补肾补血

增高分析

中医认为，黑豆为肾之谷，入肾。黑豆中的钙含量是豆类之首，能为儿童补充足够的钙，预防长骨发育不良、生长发育迟缓以及骨骼畸形，有助于维持儿童正常的体格发育。

营养功效

黑豆除含有丰富的蛋白质、卵磷脂及维生素外，还含有黑色素及烟酸。黑豆含铁丰富，能养血平肝、补肾滋阴、生血乌发。且黑豆皮含有较多的膳食纤维，能促进胃肠蠕动。

实用贴士

1.正宗的纯黑豆，颗粒大小并不均匀，而且颜色并不是纯黑的，有的墨黑，有的黑中泛红。假黑豆基本上都经过染色处理，通身墨黑，大小比较均匀，人为处理痕迹比较明显。

2.把黑豆放入白醋中搅拌，如果白醋变成红色则是纯正黑豆，如果不变色则是假黑豆。黑豆与白醋变色是因为黑豆的表面含有花青素，正是这种花青素遇到白醋发生的化学反应。

营养元素	含量
热量（千卡）	341
碳水化合物（克）	62.4
脂肪（克）	1.4
蛋白质（克）	21.6
膳食纤维（克）	15.5
维生素 B_1（毫克）	0.9
烟酸（毫克）	1.96
镁（毫克）	171
钙（毫克）	123
铁（毫克）	5
锌（毫克）	3.65
钾（毫克）	1483
磷（毫克）	352
钠（毫克）	5

· 黑豆小麦粥 ·

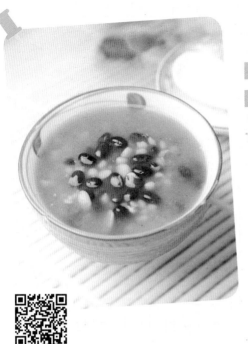

食材 水发小麦 170 克，水发黑豆 85 克

步骤
1. 砂锅中注入适量清水烧热，倒入洗净的小麦、黑豆。
2. 盖上盖，烧开后用小火煮约 1 小时，至食材熟透。
3. 揭盖，搅拌。
4. 关火后，盛出煮好的粥，装入碗中即可。

· 黑豆烧排骨 ·

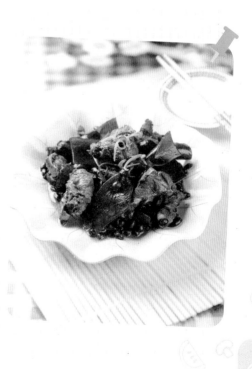

食材 猪排骨 400 克，水发黑豆 150 克，海带结 100 克，葱段、姜片各少许

调料 盐、生抽、水淀粉、食用油各适量

步骤
1. 锅中注水烧开，倒入猪排骨，略煮一会儿；捞出余煮好的排骨，装入盘中备用。
2. 热锅注油，加葱段、姜片、排骨，炒匀，加适量沸水，倒入洗好的黑豆，放入盐、生抽。
3. 大火焖 20 分钟，倒入洗净的海带结，再焖 10 分钟至食材熟透，加水淀粉炒匀，关火装盘。

蚕豆

搭配升级

✓ •蚕豆 + 白菜
增加抵抗力

✓ •蚕豆 + 枸杞
清肝去火

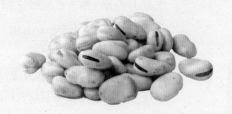

增高分析

蚕豆中含有调节大脑和神经组织的重要成分，如钙、锌、锰、磷脂等，并含有丰富的胆石碱，有增强记忆力的健脑作用。蚕豆中的钙有利于骨骼对钙的吸收与钙化，能促进人体骨骼的生长发育。

营养功效

蚕豆中的蛋白质含量丰富，且不含胆固醇，可以预防心血管疾病。蚕豆还有益气健脾、利湿消肿的功效，能较好地改善儿童食欲，促进营养物质的吸收。

实用贴士

1.购买新鲜蚕豆时，需注意蚕豆上的筋，若为绿色，则说明是新鲜的。

2.蚕豆含有致敏物质，过敏体质的人吃了会出现不同程度的过敏、急性溶血等中毒症状，有蚕豆过敏经历的儿童一定不要再吃。

营养元素	含量
热量（千卡）	111
钾（毫克）	391
磷（毫克）	200
钠（毫克）	4
碳水化合物（克）	19.5
镁（毫克）	46
钙（毫克）	16
蛋白质（克）	8.8
铁（毫克）	3.5
锌（毫克）	1.37
维生素C（毫克）	16
烟酸（毫克）	1.5
膳食纤维（克）	3.1
维生素E（毫克）	0.83
硒（微克）	2
锰（毫克）	0.55
铜（毫克）	0.39
维生素 B_1（毫克）	0.37
维生素 B_2（毫克）	0.1

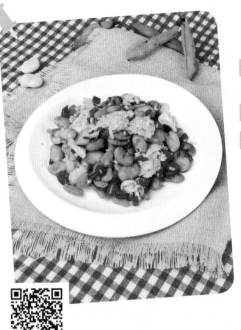

·剁椒蚕豆米·

食材 蚕豆 130 克，剁椒 45 克，蒜末、葱段各少许，鸡蛋液 90 克

调料 盐、鸡粉、食用油各适量

步骤
1. 沸水锅中倒入洗净的蚕豆，焯煮至断生，将焯好的蚕豆捞出，沥干水分，将蚕豆剥去外皮。
2. 用油起锅，倒入蛋液，煎至成形后炒散，装盘；起锅注油，倒入蒜末、葱段，爆香。
3. 倒入剁椒、蚕豆、鸡蛋皮，撒上盐、鸡粉炒匀入味，关火后将炒好的菜肴盛入盘中即可。

·砂锅鲫鱼蚕豆汤·

食材 鲫鱼 165 克，蚕豆 80 克，香菜、姜片、葱段各少许

调料 盐、鸡粉、胡椒粉、料酒、食用油各适量

步骤
1. 用油起锅，倒入处理好的鲫鱼，再放入姜片、葱段，炒出香味。
2. 淋上料酒，稍煎片刻，至鲫鱼两面变色，捞出待用；砂锅注水烧热，放入鲫鱼、蚕豆，拌匀。
3. 加盖，大火煮开后小火煮 10 分钟。揭盖，加盐、鸡粉、胡椒粉调味，关火后盛出，撒上香菜即可。

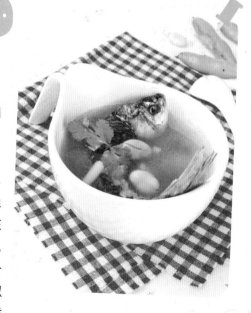

花菜

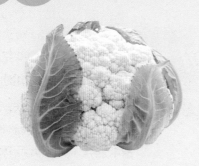

增高分析

　　花菜的维生素C含量极高，不但有利于人的生长发育，还能提高人体免疫功能，促进肝脏解毒，增强人的体质，增加抗病能力，提高人体机体免疫功能，极适宜生长发育期的儿童。

营养功效

　　花菜的营养比一般蔬菜更丰富。它含有蛋白质、脂肪、碳水化合物、膳食纤维，维生素A、B、C、E、P、U和钙、磷、铁等矿物质。花菜质地细嫩，味甘鲜美，食后极易消化吸收，其嫩茎纤维，烹炒后柔嫩可口，适宜中老年人、小孩和脾胃虚弱、消化功能不强者食用。

实用贴士

　　1.选购花菜的时候，应选择白色或淡乳色，干净、坚实、紧密，而且叶子部分保留、紧包花蕾的花菜，同时叶子应新鲜、饱满，呈绿色。
　　2.花菜最好即买即吃，即使温度适宜，也不要存放3天以上。

营养元素	含量
热量（千卡）	26
碳水化合物（克）	4.6
脂肪（克）	0.2
蛋白质（克）	2.1
膳食纤维（克）	1.2
维生素A（微克）	5
维生素C（毫克）	61
维生素E（毫克）	0.43
维生素B₁（毫克）	0.03
烟酸（毫克）	0.6
镁（毫克）	18
钙（毫克）	23
铁（毫克）	1.1
锌（毫克）	0.38
铜（毫克）	0.05
锰（毫克）	0.17
钾（毫克）	200
磷（毫克）	47
钠（毫克）	32
硒（微克）	0.7

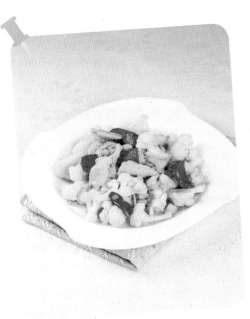

·花菜炒鸡片·

食材 花菜 200 克，鸡胸肉 180 克，彩椒 40 克，姜片、蒜末、葱段各少许

调料 盐、蚝油、水淀粉、食用油各适量

步骤
1. 花菜、彩椒洗净，切块；鸡胸肉切片，装碗，加盐、油腌渍 10 分钟。
2. 锅中注开水，加食用油、盐，放花菜、红椒，煮至断生，捞出。
3. 热锅注油，倒入鸡肉片，滑油至变色，捞出；用油起锅，放姜片、蒜末、葱段，爆香；倒入花菜、红椒和鸡肉片，加盐、蚝油、水淀粉，炒匀即可。

·咖喱花菜·

食材 花菜 200 克，姜末、咖喱粉各少许

调料 盐、鸡粉、食用油各适量

步骤
1. 将洗净的花菜切小朵，备用。
2. 锅中注入清水烧开，加入少许食用油、盐，放入切好的花菜。
3. 拌匀，煮约 1 分 30 秒，至食材断生后捞出，沥干水分，待用。
4. 用油起锅，撒上姜末，爆香，加入适量咖喱粉，炒香；倒入焯过水的花菜，快速翻炒均匀。
5. 加入少许盐、鸡粉，炒匀调味，关火后盛出炒好的菜肴，装盘。

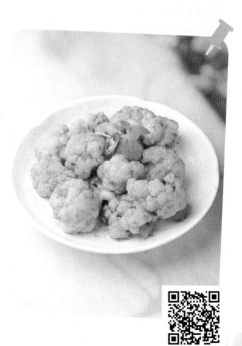

青椒

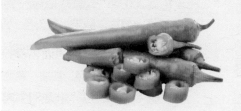

- 青椒 + 糙米
  防止维生素 C
  被氧化

- 青椒 + 鲳鱼
  促进维生素 C
  的吸收

- 青椒 + 苦瓜
  抗衰老

增高分析

青椒是含维生素 C 较高的蔬菜，能激活羟化酶，促进骨骼组织中胶原物质的形成，从而增强儿童的运动机能，刺激运动细胞，促进骨骼的生长。

营养功效

青椒中含有促进维生素 C 吸收的维生素 P，维生素 P 能强健毛细血管，改善机体造血功能。辣椒强烈的香辣味能刺激唾液和胃液的分泌，增加食欲，促进肠道蠕动，帮助消化；青椒含有的叶绿素能防止机体吸收多余的脂肪，预防儿童肥胖。

实用贴士

1. 选购青辣椒时，应以成熟的为佳，外观新鲜、厚实、明亮，肉厚；顶端的柄，也就是花萼部分是新鲜绿色的。

2. 可将青椒放入加热到 90℃ 的 5% 的纯碱水中浸泡 3 ~ 4 分钟，捞出晾干，好看又好吃。

营养元素	含量
热量（千卡）	27
钾（毫克）	209
维生素 C（毫克）	62
维生素 A（微克）	57
钠（毫克）	2
磷（毫克）	33
钙（毫克）	15
镁（毫克）	15
碳水化合物（克）	5.8
膳食纤维（克）	2.1
蛋白质（克）	1.4
烟酸（毫克）	0.5
铁（毫克）	0.7
维生素 E（毫克）	0.88
硒（微克）	0.6
锌（毫克）	0.22
铜（毫克）	0.09
维生素 B_1（毫克）	0.03
维生素 B_2（毫克）	0.04

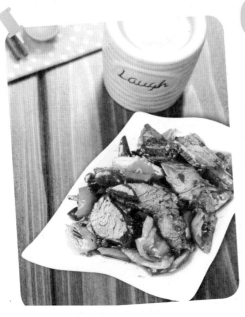

·青椒回锅牛肉片·

食材 牛肉 150 克，青椒 50 克，红椒 15 克，姜片、葱条各少许

调料 蚝油、生抽、盐、辣椒油、花椒油、食用油各适量

步骤
1. 锅中注水，放入洗净的牛肉，加入盐、姜片、葱条，煮至牛肉熟透；洗净的青椒、红椒切片；煮好的牛肉切成薄片。
2. 热锅注油，倒入牛肉，炒匀，再放入青椒、红椒，爆炒至断生，加入盐、蚝油、生抽，拌匀。
3. 淋入辣椒油、花椒油，拌匀即可。

·虎皮青椒·

食材 青椒 150 克，蒜末、豆豉各少许

调料 盐、蚝油、陈醋、食用油各适量

步骤
1. 豆豉切碎；热锅注油，放入洗净的青椒，转小火炸至其呈虎皮状，关火后捞出，沥干油。
2. 用油起锅，倒入蒜末、豆豉碎，炒出香味，注入清水，放入少许蚝油、盐、陈醋，拌匀调味。
3. 转中火略煮至沸腾，再倒入炸过的青椒，翻炒匀，焖煮约 1 分钟，至其熟软、入味，关火后盛出焖煮好的食材，装盘。

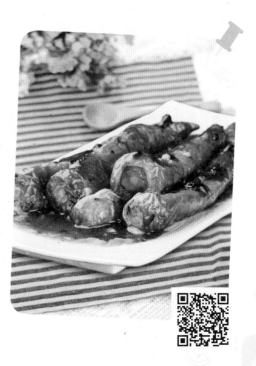

芥菜

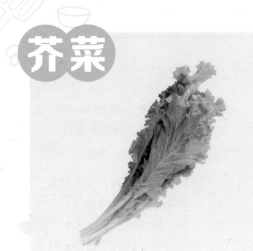

✓ •芥菜 + 鸡心
增加营养素的
吸收量

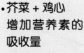

✓ •芥菜 + 猪肝
有助于钙的吸收

增高分析

芥菜的含钙量高于一般蔬菜，能提神醒脑，可预防儿童缺钙时引起的情绪不佳等现象，使其保持轻松愉快的心情，进而加快体内代谢，防止发育迟缓。

营养功效

芥菜中维生素 A、B 族维生素、维生素 C 和维生素 D 的含量很丰富，可以提神醒脑；芥菜含有大量的抗坏血酸，是活性很强的还原物质，参与机体重要的氧化还原过程，能增加大脑中氧含量，激发大脑对氧的利用，有解除疲劳的作用。

实用贴士

1.芥菜的外表有点像包心菜，挑选时应选择包得比较饱满、叶片肥厚、看起来很结实的芥菜。

2.儿童不宜食用腌制后的芥菜，因为腌制的芥菜含盐分较高，对儿童长高不利，应以鲜食为主。此外，内热偏盛及内患有热性咳嗽的儿童不宜食用芥菜。

营养元素	含量
热量（千卡）	26
钾（毫克）	210
钙（毫克）	80
维生素 A（微克）	242
磷（毫克）	40
维生素 C（毫克）	51
钠（毫克）	39
镁（毫克）	23
碳水化合物（克）	3.6
铁（毫克）	1.5
蛋白质（克）	2.5
膳食纤维（克）	1
维生素 E（毫克）	2.06
硒（微克）	0.3
锌（毫克）	0.5
烟酸（毫克）	0.7
锰（毫克）	0.3
脂肪（克）	0.4
维生素 B_2（毫克）	0.1

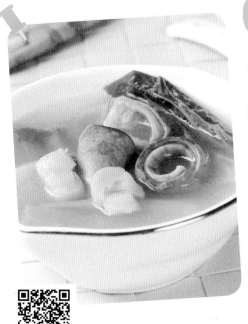

·芥菜干贝煲猪肚·

食材 猪肚 250 克，芥菜 200 克，水发干贝 30 克，姜片少许

调料 盐 2 克

步骤

1. 锅中注水烧开，倒入猪肚，汆煮去除杂质，捞出，放凉后切条；把洗净的芥菜切段，待用。

2. 锅中注水烧热，倒入猪肚；放入干贝，撒上姜片，烧开后转小火煮约至食材熟透。

3. 倒入芥菜，拌匀，煮至断生，加入少许盐，拌匀，改中火略煮，至汤汁入味，关火盛出。

·芥菜叶拌千张·

食材 芥菜叶 180 克，豆腐皮 200 克，朝天椒 15 克

调料 盐、生抽、辣椒油、芝麻油、食用油各适量

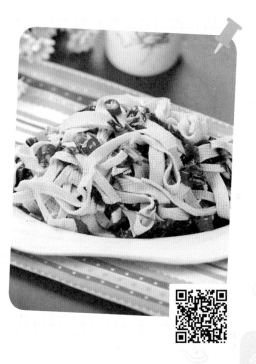

步骤

1. 洗净的芥菜叶切碎，豆腐皮切丝，朝天椒切圈。锅中注开水，加盐和食用油，倒入豆腐皮，煮熟后捞出；倒入芥菜叶，稍煮，捞出，和豆腐皮一同装碗。

2. 加盐、生抽，淋入辣椒油，搅拌至入味；倒入适量芝麻油，拌匀，撒上朝天椒即成。

红枣

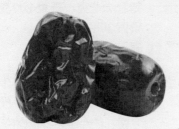

搭配升级

- 红枣 + 栗子
  健脾益气、补
  肾强筋

- 红枣 + 南瓜
  补中益气、收敛
  肺气

增高分析

红枣富含蛋白质、脂肪、碳水化合物、胡萝卜素、B 族维生素、维生素 C、维生素 P 以及钙、磷、铁和环磷酸腺苷等营养成分，其中维生素 C 的含量在果品中名列前茅，有"维生素王"之美称。红枣能增强儿童食欲，减少挑食、厌食的现象。

营养功效

红枣能提高体内单核细胞的吞噬功能，有保护肝脏、增强体力的作用。红枣中的维生素 C 能促进蛋白质的合成，提高机体免疫力，预防儿童感冒。红枣含有的环磷酸腺苷，能够增强肌力、改善心肌营养。

实用贴士

鲜枣以皮色紫红、颗粒大而均匀、果形短壮圆整的为佳；干枣则可用手紧捏，若感到滑糯不松泡，则说明质细紧实、枣身干、核小、口感较甜。

营养元素	含量
热量（千卡）	264
碳水化合物（克）	67
脂肪（克）	0.5
蛋白质（克）	3.2
膳食纤维（克）	6.2
维生素 A（毫克）	2
维生素 C（毫克）	14
维生素 E（毫克）	3.04
钙（毫克）	64
磷（毫克）	51
钾（毫克）	524
钠（毫克）	6
镁（毫克）	36
铁（毫克）	2.3
锌（毫克）	0.65
硒（微克）	1
铜（毫克）	0.27
锰（毫克）	0.39

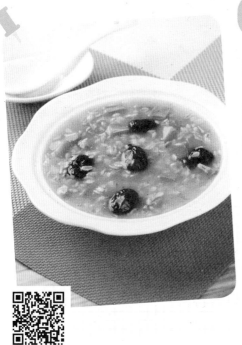

·红枣南瓜麦片粥·

食材 红枣 20 克，南瓜 200 克，燕麦片 60 克

调料 冰糖 25 克

步骤
1. 洗净的南瓜去皮，切成丁。
2. 锅中注水烧开，放入洗净的红枣，加入燕麦片，搅拌匀，盖上盖，用小火煮 25 分钟；倒入南瓜，搅拌匀；再盖上盖，用小火煮至全部食材熟透。
3. 揭盖，用锅勺搅拌片刻，加入冰糖，煮至溶化，关火后把煮好的粥盛出，装入汤碗中即可。

·红枣银耳露·

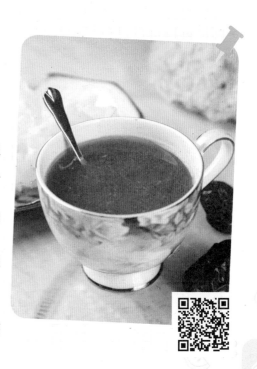

食材 水发银耳 130 克，红枣 20 克

调料 白糖少许

步骤
1. 洗净的红枣取果肉，切块；银耳切小朵；倒入榨汁机，注入适量的纯净水，搅拌。
2. 汤锅置火上，倒入榨汁杯中的材料，搅拌匀。
3. 烧开后用小火煮约 5 分钟，至食材熟软，撒上适量的白糖，拌匀，煮至融化。
4. 关火后盛出煮好的银耳露，装入杯中即可。

山楂

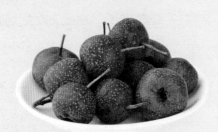

增高分析

　　山楂含有较高的热量，含有大量的胡萝卜素、钙质、碳水化合物、山楂酸、果胶等。山楂中维生素的含量极高，仅次于红枣和猕猴桃，此外胡萝卜素和钙的含量也较高，有助于增强儿童食欲，促进儿童的生长发育。

营养功效

　　山楂是药食两用的食材，能开胃消食，特别是对减少肉食积滞有益，可帮助儿童摄入足够多的营养。山楂中的某些特殊成分，能平喘化痰、抑制细菌，减少儿童肠道感染或感冒的发生。

实用贴士

　　1. 生山楂要慎吃。生山楂中所含的鞣酸易在胃中凝结形成胃石，很难消化。如果胃石长时间消化不掉，就会引起胃溃疡、胃出血甚至胃穿孔。

　　2. 山楂味酸，处在换牙期的儿童不宜多食山楂及山楂制品，否则会影响牙齿发育。

营养元素	含量
热量（千卡）	95
钙（毫克）	52
蛋白质（克）	0.5
镁（毫克）	19
脂肪（克）	0.6
烟酸（毫克）	0.4
铁（毫克）	0.9
碳水化合物（克）	22
维生素 C（毫克）	53
膳食纤维（克）	3.1
维生素 E（毫克）	7.32
锌（毫克）	0.28
维生素 A（微克）	17
铜（毫克）	0.11
胡萝卜素（微克）	0.8
钾（毫克）	299
磷（毫克）	24
维生素 A（微克）	73
钠（毫克）	5.4
硒（微克）	1.22

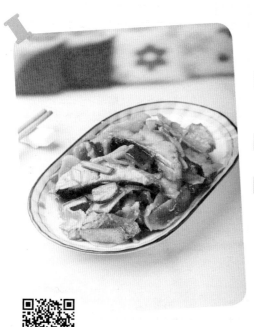

·山楂鱼块·

食材 山楂 90 克，鱼肉 200 克，陈皮 4 克，玉竹 30 克，姜片、蒜末、葱段各少许

调料 盐、生抽、生粉、白糖、老抽、食用油各适量

步骤
1. 玉竹、陈皮、山楂、鱼肉均切成小块。
2. 鱼块装碗，放入少许盐、生抽、生粉，拌匀，腌渍 10 分钟。
3. 锅中注油烧热，将鱼块炸至金黄色，捞出。锅底留油，爆香葱姜蒜，加陈皮、玉竹、山楂炒匀，加水烧开，放入剩余调料和鱼块，煮至水干即可。

·山楂豆腐·

食材 豆腐小块 350 克，小块山楂糕 95 克，姜末、蒜末、葱花各少许

调料 盐、生抽、陈醋、白糖、水淀粉、食用油各适量

步骤
1. 热锅注油，放入豆腐块，中火炸约 1 分 30 秒，捞出；放入山楂糕，搅散，炸干后捞出，沥干。
2. 锅底留油烧热，倒入姜末、蒜末，爆香；加少许清水、生抽、盐，再放入陈醋、白糖，炒匀。
3. 倒入炸好的食材，用中火略煮，倒入水淀粉，炒匀，关火。

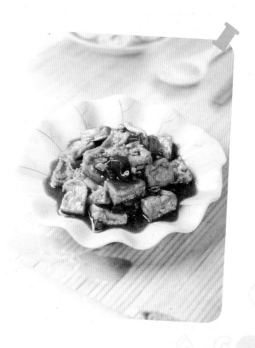

草莓

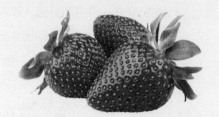

搭配升级

 ✓ •草莓 + 牛奶
有助于维生素
B_{12} 的吸收

✓ •草莓 + 黄桃
富含胡萝卜素

 ✓ •草莓 + 银耳
润肺止咳

增高分析

草莓富含维生素 C，含量比葡萄、苹果高 10 倍。儿童食用草莓，有助于骨胶原物质的形成。若发育期的儿童缺乏维生素 C，会抑制儿童生长。

营养功效

草莓中所含的胡萝卜素是合成维生素 A 的重要物质，具有明目养肝的作用；对胃肠道和贫血均有一定的滋补调理作用；草莓是鞣酸含量丰富的植物，在体内可吸附和阻止致癌化学物质的吸收，还具有防癌作用。

实用贴士

1. 挑选草莓时，注意不要购买畸形草莓，因为这种草莓在种植过程中使用了大量激素，会影响儿童发育。

2. 清洗草莓时，注意不要将草莓蒂摘掉，去蒂的草莓放在水中浸泡，残留的农药会随水进入果实内部，污染果肉。

营养元素	含量
热量（千卡）	32
钾（毫克）	131
维生素 C（毫克）	47
磷（毫克）	27
钙（毫克）	18
镁（毫克）	12
碳水化合物（克）	7.1
维生素 A（微克）	5
钠（毫克）	4
铁（毫克）	1.8
膳食纤维（克）	1.1
蛋白质（克）	1
维生素 E（毫克）	0.71
硒（微克）	0.7
锰（毫克）	0.49
烟酸（毫克）	0.3
脂肪（克）	0.2
锌（毫克）	0.14
铜（毫克）	0.04
维生素 B_2（毫克）	0.03

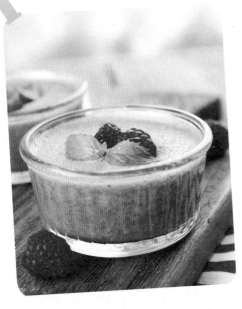

·草莓布丁·

食材 牛奶 300 毫升，水 300 毫升，草莓布丁预拌粉 100 克，草莓 4 颗

步骤
1. 将水和牛奶倒入盆中，煮至沸腾。
2. 再倒入预拌粉，搅拌均匀。
3. 取一张油纸，铺在布丁液上吸附泡沫。将布丁液倒入量杯中。
4. 将量杯中的液体装入布丁容器，放入冰箱冷冻 15 分钟。
5. 冷冻后把布丁从冰箱取出，放上草莓点缀即可食用。

·草莓西芹拌百合·

食材 西芹 200 克，鲜百合 30 克，草莓 3 颗

调料 橄榄油、盐各少许

步骤
1. 西芹洗净切段，焯水至变色，捞出沥水。
2. 百合洗净，焯水备用；草莓洗净去蒂，切开。
3. 把焯过水的西芹和百合放入一个大碗，放入少许盐，淋入橄榄油，再加入草莓拌匀即可。

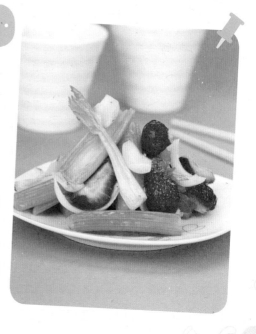

海带

搭配升级

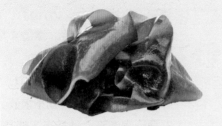

  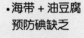

- •海带 + 油豆腐
  预防碘缺乏

- •海带 + 生菜
  促进铁的吸收

增高分析

海带含有丰富的碳水化合物、较少的蛋白质和脂肪、丰富的维生素C，还含有大量的糖、钙、铁，能为儿童的生长发育提供丰富的营养。

营养功效

海带是热量低的食物，含丰富的甘露醇，有利尿消肿的作用，且含有的膳食纤维还能促进胃肠蠕动，有助于体内废物的排泄，能预防儿童肥胖。常食海带还能预防"粗脖子病"。

实用贴士

1.挑选海带时，宜选择表面有白色粉末状物质的，此物质大多为碘和甘露醇。另外，叶片宽厚或紫中微黄的也较好。

2.制作海带时，应先将海带洗净，再浸泡，然后将浸泡的水和海带一起下锅做汤食用，这样可避免水溶性的营养素流失。

营养元素	含量
热量（千卡）	16
钾（毫克）	222
碘（微克）	52
钙（毫克）	241
镁（毫克）	61
磷（毫克）	29
硒（微克）	4.9
钠（毫克）	108
碳水化合物（克）	3
维生素E（毫克）	0.08
烟酸（毫克）	0.9
蛋白质（克）	1.1
铁（毫克）	3.3
膳食纤维（克）	0.9
锌（毫克）	0.66
维生素 B_2（毫克）	0.1
脂肪（克）	0.1
锰（毫克）	1.47
维生素 B_1（毫克）	0.02

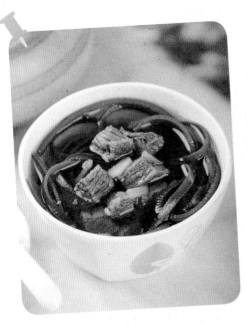

·海带牛肉汤·

食材 牛肉150克，水发海带丝100克，姜片、葱段各少许

调料 胡椒粉、生抽各适量

步骤
1. 牛肉切丁，放入热水锅中，汆去血水；再捞出，沥干水分。
2. 高压锅中注入适量清水烧热，倒入牛肉丁，撒上姜片、葱段，用中火煮至食材熟透。
3. 倒入洗净的海带丝，转大火略煮，加入少许生抽，撒上适量胡椒粉，拌匀调味，关火后盛出煮好的汤料，装入碗中即成。

·海带拌银芽·

食材 绿豆芽、海带丝各100克，胡萝卜30克，葱丝、红椒丝各少许

调料 盐、芝麻油、醋、蒜蓉各适量

步骤
1. 海带丝洗净，汆烫后捞出沥水。
2. 绿豆芽洗净，胡萝卜去皮洗净后切丝，均汆烫至断生，捞出沥水。
3. 将处理好的材料装入盘中，加入所有调料拌匀，撒葱丝、红椒丝点缀即可。

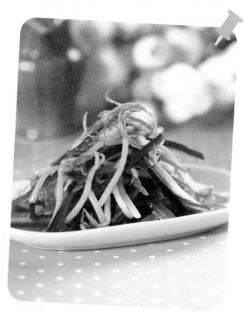

紫菜

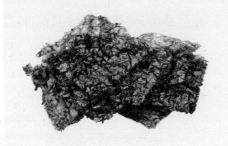

搭配升级

- ✓ ·紫菜＋鸡蛋
  有利于营养素
  的吸收
- ✓ ·紫菜＋青萝卜
  清肺热治咳嗽
- ✓ ·紫菜＋五花肉
  滋阴润燥

增高分析

紫菜富含胆碱和钙、铁，能增强记忆，治疗妇幼贫血，促进骨骼、牙齿的生长和保健，婴儿期或青春期食用紫菜对促进骨骼生长发育的效果尤为明显。

营养功效

紫菜所含的多糖具有明显增强细胞免疫和体液免疫功能的作用，可促进淋巴细胞转化，提高机体的免疫力，可显著降低血清胆固醇的总含量。

实用贴士

1.挑选紫菜时，应选用表面光滑滋润，紫褐色或紫红色，片薄，大小均匀及有紫菜特有清香的。

2.紫菜食用前，应先在清水中泡发，并换1～2次水，以清除污染物或毒素。

3.紫菜除了可以做汤食用外，还可凉拌、炒食。

营养元素	含量
热量（千卡）	250
钾（毫克）	1796
钙（毫克）	264
维生素A（微克）	228
钠（毫克）	77.1
磷（毫克）	350
镁（毫克）	105
铁（毫克）	54.9
蛋白质（克）	26.7
膳食纤维（克）	21.6
碳水化合物（克）	44.1
烟酸（毫克）	7.3
硒（微克）	7.2
脂肪（克）	1.1
锌（毫克）	2.47
维生素B_2（毫克）	1.02
维生素C（毫克）	2
维生素E（毫克）	1.82
铜（毫克）	1.68

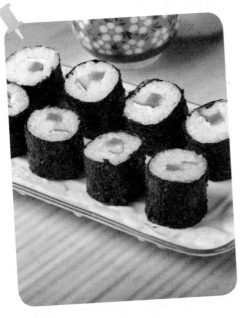

·紫菜包饭·

食材 寿司紫菜1张，黄瓜120克，胡萝卜100克，蛋皮150克，酸萝卜90克，糯米饭300克

调料 盐、寿司醋各适量

步骤
1. 胡萝卜和黄瓜去皮，洗净切条；蛋皮切成条。
2. 糯米饭倒入碗中，加入寿司醋、盐拌匀。取竹帘，放上紫菜，将米饭铺在紫菜上，压平，再放上黄瓜条、胡萝卜条和蛋皮。
3. 卷起竹帘，压成紫菜包饭卷，切成大小一致的段，装盘即可。

·紫菜南瓜汤·

食材 水发紫菜180克，南瓜100克，鸡蛋1个，虾皮少许

调料 盐、鸡粉各2克，芝麻油适量

步骤
1. 洗净去皮的南瓜切开，再切成小块；鸡蛋打入碗中，打散调匀，制成蛋液，备用。
2. 锅中注开水，放入备好的虾皮、南瓜，用大火煮约5分钟。
3. 放入紫菜，拌匀，煮至熟软。
4. 加入盐、鸡粉、芝麻油，拌匀调味。倒入蛋液，搅散，呈蛋花状即可。

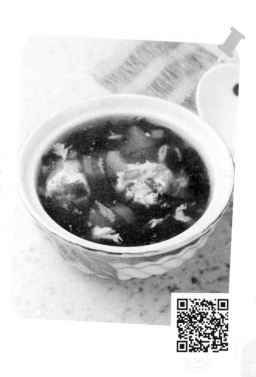

银耳

搭配升级

- ✓ ·银耳 + 青鱼
  滋补身体

- ✓ ·银耳 + 菊花
  润燥除烦

- ✓ ·银耳 + 墨鱼
  滋补肺阴

增高分析

维生素A是儿童生长发育必不可少的重要元素，缺少维生素A会导致骨短粗并压迫经过骨管的神经，而银耳中富含的维生素A则可较好地弥补这一现象。此外，银耳中的锌还能防止儿童发育迟缓。

营养功效

银耳中含丰富的胶质、多种维生素和17种氨基酸及肝糖。银耳含有一种重要的有机磷，具有消除肌肉疲劳的功能。儿童食用银耳，能补脾开胃、益气清肠、安眠健胃、补脑养神。银耳富含膳食纤维，能促进胃肠蠕动，减少脂肪在体内的堆积，预防儿童肥胖。银耳含有的铁可预防儿童缺铁性贫血。

实用贴士

挑选银耳时要注意，优质银耳应是朵大体松，肉质肥厚，坚韧而有弹性，蒂小、无根、无黑点、无杂质的。颜色过白的银耳不要购买。

营养元素	含量
热量（千卡）	261
钾（毫克）	1588
磷（毫克）	369
钠（毫克）	82.1
碳水化合物（克）	67.3
镁（毫克）	54
钙（毫克）	36
膳食纤维（克）	30.4
蛋白质（克）	10
维生素A（微克）	8
烟酸（毫克）	5.3
铁（毫克）	4.1
锌（毫克）	3.03
硒（微克）	2.95
脂肪（克）	1.4
维生素E（毫克）	1.26
维生素 B_2（毫克）	0.25
锰（毫克）	0.17
铜（毫克）	0.08
维生素 B_1（毫克）	0.05

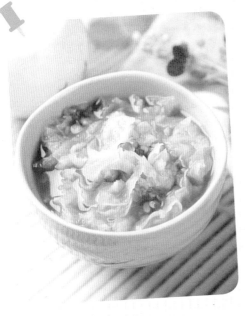

·绿豆银耳羹·

食材 绿豆 60 克，水发银耳 250 克

调料 白糖 15 克

步骤
1. 砂锅中注水烧开，倒入泡好的绿豆。
2. 加入切好的银耳，拌匀。
3. 盖上盖，用大火煮开后转小火续煮 40 分钟至食材熟软。
4. 揭盖，加入白糖，搅拌至溶化。
5. 关火后盛出煮好的甜汤，装碗即可。

·紫薯银耳大米粥·

食材 大米 100 克，去皮紫薯 150 克，水发银耳 35 克，水发黑豆 30 克，水发去心莲子 30 克

调料 冰糖 20 克

步骤
1. 将银耳切去根部，和洗好的紫薯分别切小块。
2. 取电饭锅，倒入泡好的大米。
3. 加入切好的银耳、紫薯、黑豆、莲子。
4. 加入适量清水，放入冰糖，搅拌均匀。
5. 煮至食材熟烂，再装碗即可。

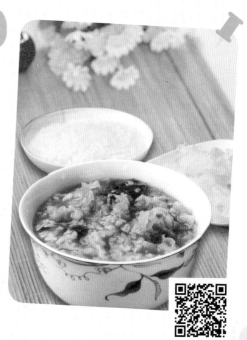

木耳

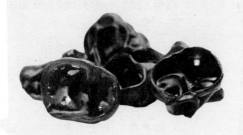

搭配升级

- 木耳 + 海蜇
  润肠美肤、嫩
  白降压

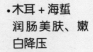

- 木耳 + 鱿鱼
  使皮肤嫩滑

- 木耳 + 鲫鱼
  补充核酸、抗老化

增高分析

木耳是含钙较高的菌菇类食物，能促进骨骼钙化，使软骨细胞不断生长，加速骨松质的构建，进而加快长骨的生长，适合发育期儿童食用。

营养功效

木耳含有维生素K，能减少血液凝块；有补气、滋阴、活血、通便等功效，能帮助消化系统将无法消化的异物溶解，防治小儿疳积，预防儿童贫血。其含有的蛋白质、维生素和矿物质是儿童生长发育所必需的，有助于各组织器官的发育。

实用贴士

1. 宜选用干木耳。因为，鲜木耳中含有一种叫卟啉的光感物质，食用后会引起皮肤瘙痒。

2. 优质黑木耳正反两面的色泽不同，正面应为灰黑色或灰褐色，反面应为黑色或黑褐色。

3. 黑木耳浸泡时间不宜过长，以免造成营养物质的流失。

营养元素	含量
热量（千卡）	265
碳水化合物（克）	65.6
脂肪（克）	1.5
蛋白质（克）	12.1
膳食纤维（克）	29.9
维生素 A（微克）	17
维生素 E（毫克）	11.34
维生素 B_1（毫克）	0.17
维生素 B_2（毫克）	0.44
烟酸（毫克）	2.5
镁（毫克）	152
钙（毫克）	247
铁（毫克）	97.4
锌（毫克）	3.18
铜（毫克）	0.32
锰（毫克）	8.86
钾（毫克）	757
磷（毫克）	292
钠（毫克）	48
硒（微克）	3.72

·木耳拌牛蒡·

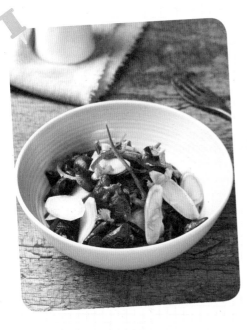

食材 牛蒡100克，黑木耳80克，红辣椒1根，香菜末少许

调料 白糖、醋、芝麻油各适量

步骤
1. 黑木耳洗净，切丝，再放入滚水中煮5分钟，捞出。
2. 红辣椒洗净，去蒂，去籽，切细碎。
3. 取一碗，放入牛蒡、黑木耳、红辣椒碎，搅拌均匀，淋上芝麻油、白糖、醋，撒上香菜末，拌匀即可。

·茼蒿木耳炒肉·

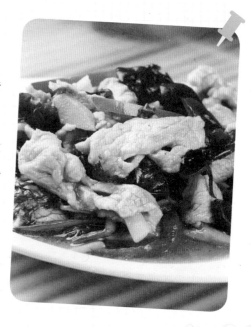

食材 茼蒿100克，瘦肉90克，彩椒丝50克，水发木耳45克，姜片、蒜末、葱段各少许

调料 盐、生抽、水淀粉、食用油各适量

步骤
1. 瘦肉切片，加少许盐、水淀粉和适量食用油，腌渍约10分钟。
2. 锅中烧热油，爆香葱、姜、蒜，倒入肉片、黑木耳翻炒2分钟。
3. 倒入茼蒿、彩椒，快速炒至熟软，加入盐、生抽调味，倒入水淀粉，翻炒至食材熟透、入味，装入盘中即成。

鸭肉

- 鸭肉 + 豆豉
  降低人体脂肪

- 鸭肉 + 山药
  补阴养肺

增高分析

　　儿童长高离不开优质蛋白质，鸭肉中的蛋白质含量为 16%~25%，比畜肉高得多，而且鸭肉中的脂肪含量适中，比猪肉低，易于消化，适合年幼的孩子食用。鸭肉中的不饱和脂肪酸能促进儿童的大脑发育。

营养功效

　　鸭肉中的脂肪酸熔点低，易于消化。所含B 族维生素和维生素 E 较其他肉类多，能有效抵抗脚气病、神经炎和多种炎症，还能抗衰老。鸭肉中含有较为丰富的烟酸，烟酸是构成人体内两种重要辅酶的成分之一，对心肌梗死等心脏疾病患者有保护作用。

实用贴士

　　1. 观色。鸭的体表光滑，呈乳白色，切开后切面呈玫瑰色，表明是优质鸭。

　　2. 辨形。新鲜质优的鸭，形体一般为扁圆形，腿的肌肉摸上去结实，有凸起的胸肉，在腹腔内壁上可清楚地看到盐霜；反之，若鸭肉摸上去松软，腹腔潮湿或有霉点，则质量不佳。

营养元素	含量
热量（千卡）	240
钾（毫克）	191
胆固醇（毫克）	94
磷（毫克）	122
钠（毫克）	69
维生素 A（微克）	52
蛋白质（克）	15.5
镁（毫克）	14
钙（毫克）	6
硒（微克）	12.2
脂肪（克）	19.7
铁（毫克）	2.2
烟酸（毫克）	4.2
锌（毫克）	1.33
维生素 B$_2$（毫克）	0.22
维生素 B$_1$（毫克）	0.08
铜（毫克）	0.21
维生素 E（毫克）	0.27
碳水化合物（克）	0.2

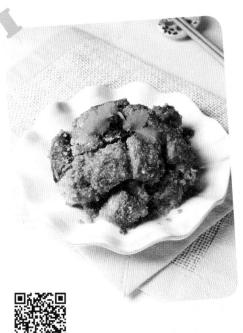

·粉蒸鸭肉·

食材 鸭肉350克，蒸肉米粉50克，水发香菇110克，葱花、姜末各少许

调料 甜面酱30克，盐、五香粉、料酒各适量

步骤 1. 鸭肉放入蒸碗，加入盐、五香粉，再加入少许料酒、甜面酱，倒入香菇、葱花、姜末，搅拌匀。

2. 倒入蒸肉米粉，搅拌片刻。取一个碗，放入鸭肉，待用。

3. 蒸锅上火烧开，放入鸭肉，大火蒸30分钟至熟透；掀开锅盖，将鸭肉取出即可。

·玉米炒鸭丁·

食材 鸭肉丁150克，玉米粒200克，胡萝卜丁40克，彩椒丁、圆椒丁各适量，蒜末、姜片各少许

调料 盐、生抽、水淀粉、白糖、胡椒粉、食用油各适量

步骤 1. 鸭肉丁装碗，加入盐、生抽、水淀粉、食用油，腌渍10分钟。

2. 用油起锅，爆香姜蒜，倒入鸭肉炒至变色，倒入剩下的食材，翻炒至变软，转小火，加入盐、白糖、胡椒粉。

3. 再倒入少许水淀粉，翻炒至食材入味，盛出装入盘中即可。

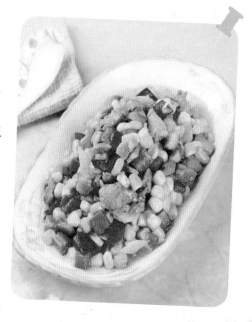

鸽肉

- 鸽肉 + 玉米
  防治神经衰弱

- 鸽肉 + 枸杞
  养肝明目

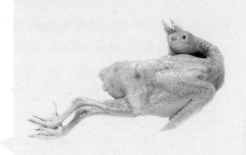

增高分析

鸽肉营养丰富而全面，能为骨骼发育提供丰富的营养和热量，预防骨骺线的提前闭合，使上下肢的长骨正常生长，减少儿童身材矮小的发生。

营养功效

鸽子是较好的滋补食物，俗称"甜血动物"，可增强造血功能，缺铁儿童食用后有助于恢复健康。鸽肉中的蛋白质含量高，且符合儿童的咀嚼特点，消化吸收率高，能为各组织器官的发育供给营养。

实用贴士

1.鸽肉较易变质，购买后应马上放进冰箱。

2.鸽肉四季可食用，但春、夏初时最为肥美。

3.鸽肉鲜嫩味美，可做粥，可炖、烤、炸，可做小吃等，但清蒸或煲汤能最大限度地保留其营养成分。烹调鸽子的配料不能少了蜂蜜、甜面酱；用金银花熬煮鸽子汤时，可适当放些枸杞，来中和其苦味。

营养元素	含量
热量（千卡）	201
维生素 B$_1$（毫克）	0.06
钙（毫克）	30
蛋白质（克）	16.5
维生素 B$_2$（毫克）	0.2
镁（毫克）	27
脂肪（克）	14.2
烟酸（毫克）	6.9
铁（毫克）	3.8
碳水化合物（克）	1.7
锰（毫克）	0.05
维生素 E（毫克）	0.99
锌（毫克）	0.82
维生素 A（微克）	53
胆固醇（毫克）	99
铜（毫克）	0.24
胡萝卜素（微克）	1
钾（毫克）	334
磷（毫克）	136
钠（毫克）	63.6
硒（微克）	11.08

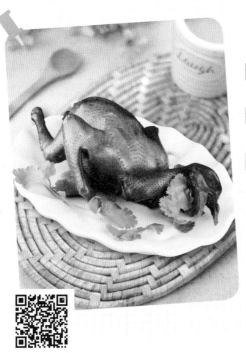

·豉油皇鸽·

食材 乳鸽1只，香叶2克，八角3克，桂皮5克，姜片20克

调料 料酒20毫升，冰糖、盐、鸡粉、生抽、老抽各适量

步骤
1. 锅中注热水，放入乳鸽，加入料酒，煮沸，氽去血水后捞出。另起锅，放入香叶、八角、桂皮、冰糖和姜片，加生抽、盐、老抽、鸡粉。
3. 烧开后煮5分钟，放入乳鸽，加入料酒。
4. 搅拌匀，小火卤煮20分钟。
5. 揭盖，把卤好的乳鸽捞出，将乳鸽装入盘中即可。

·五彩鸽丝·

食材 鸽肉700克，芹菜段60克，胡萝卜丝、莴笋丝、冬笋丝各40克，青椒、红椒丝各10克，姜片少许

调料 盐、鸡粉、料酒、水淀粉、食用油各适量

步骤
1. 将鸽子去骨，取鸽肉切条，加入盐、水淀粉拌匀，腌渍入味。
2. 用油起锅，倒入腌好的鸽子肉，翻炒片刻，加入姜片炒匀。
3. 倒入所有剩余食材炒至熟透，加入料酒、盐、鸡粉，炒匀。
4. 用水淀粉勾芡，关火后盛出炒好的菜肴，装盘即可。

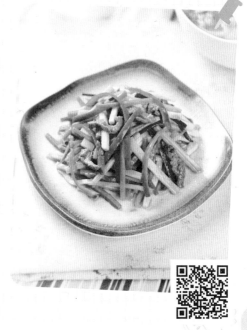

·兔肉＋西蓝花
和胃、补脾

  ·兔肉＋香菇
补虚、健脾

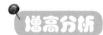

增高分析

兔肉中含有多种维生素和8种人体所必需的氨基酸，含有较多人体最易缺乏的赖氨酸、色氨酸，因此常食兔肉可防止有害物质沉积，让儿童健康成长，助老人延年益寿。

营养功效

兔肉味甘、性凉，入肝、脾、大肠经，具有补中益气、凉血解毒、清热止渴等作用，可治热气湿痹，健脾、利大肠。兔肉富含大脑和其他器官发育不可缺少的卵磷脂，有健脑益智的功效；兔肉中含有的脂肪多为不饱和脂肪酸，常吃，可强身健体。

实用贴士

1.兔肉宜选用肌肉呈均匀红色、脂肪洁白的。

2.兔肉肉质细嫩，肉中几乎没有筋络；顺着纤维纹路切，加热后才能保持整齐美观。

3.兔肉可红烧、粉蒸、炖汤，如兔肉烧红薯、椒麻兔肉、粉蒸兔肉、麻辣兔片、鲜熘兔丝和兔肉丸子双菇汤等。

营养元素	含量
热量（千卡）	102
蛋白质（克）	19.7
脂肪（克）	2.2
碳水化合物（克）	0.9
胆固醇（毫克）	59
维生素A（微克）	26
维生素B$_1$（毫克）	0.11
维生素B$_2$（毫克）	0.1
烟酸（毫克）	5.8
维生素E（毫克）	0.42
钙（毫克）	12
磷（毫克）	165
钾（毫克）	284
钠（毫克）	45.1
镁（毫克）	15
铁（毫克）	2
锌（毫克）	1.3
硒（微克）	10.93
铜（毫克）	0.12
锰（毫克）	0.04

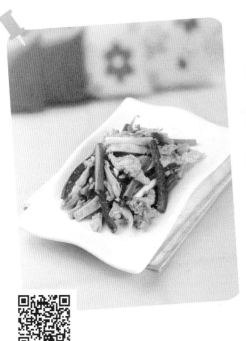

· 葱香拌兔丝 ·

食材 兔肉 300 克，彩椒 50 克，葱条 20 克，蒜末少许

调料 盐、鸡粉、生抽、陈醋、芝麻油各适量

步骤
1. 彩椒切丝，葱条切成小段。
2. 锅中注开水，倒入兔肉，用中火煮至食材熟透；关火捞出，沥干水分，切成丝。
3. 肉丝装入碗中，倒入彩椒丝，撒上蒜末，加入少许盐、鸡粉、生抽、陈醋。
4. 倒入少许芝麻油，拌匀，撒上葱段，搅拌至食材入味，装盘。

· 兔肉萝卜煲 ·

食材 兔肉 500 克，白萝卜 500 克，香叶、八角、草果、姜片、葱段各少许

调料 盐、生抽各适量，料酒 10 毫升

步骤
1. 洗净去皮的萝卜切成小块；锅中注入开水，倒入洗净的兔肉，汆去血水，捞出，沥干。
2. 用油起锅，放入姜片、葱段，爆香，倒入兔肉；放入香叶、八角、草果，淋入料酒，翻炒，倒入生抽。
3. 白萝卜放入锅中，小火焖至熟透；将食材转到砂锅中，大火加热，放少许盐，最后放入葱段。

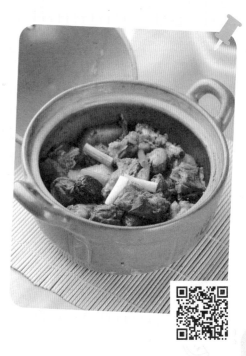

猪肉

搭配升级

- 猪肉 + 芦笋
  利于维生素 B$_{12}$
  的吸收

- 猪肉 + 芸豆
  加强营养

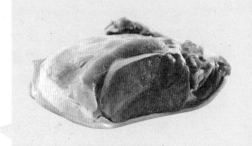

增高分析

猪肉含有较多可促进儿童生长的蛋白质和维生素，其中的维生素 D 能促进机体对钙、磷的吸收，有助于儿童的骨骼成长。

营养功效

猪肉味甘咸、性平，入脾、胃、肾经；补肾养血，滋阴润燥；主治热病伤津、消渴赢瘦、肾虚体弱、产后血虚、燥咳、便秘，可补虚、滋阴、润燥、滋肝阴、润肌肤、利二便和止消渴。猪肉煮汤饮下可急补由于津液不足引起的烦躁、干咳、便秘和难产。

实用贴士

1. 新鲜猪肉的特点：脂肪白而硬，外面有一层稍带干燥的膜，手指压后凹陷处立即复原。

2. 猪肉应斜切，猪肉的肉质比较细、筋少，如横切，炒熟后会变得凌乱散碎，斜切则不易破碎。

3. 猪肉烹调前不宜用热水清洗，以免影响口感。

营养元素	含量
热量（千卡）	395
钾（毫克）	204
磷（毫克）	162
胆固醇（毫克）	80
钠（毫克）	59
脂肪（克）	37
维生素 A（微克）	18
蛋白质（克）	13.2
镁（毫克）	16
钙（毫克）	6
硒（微克）	12
烟酸（毫克）	3.5
铁（毫克）	1.6
碳水化合物（克）	2.4
维生素 E（毫克）	0.35
锌（毫克）	2.06
维生素 B$_1$（毫克）	0.22
维生素 B$_2$（毫克）	0.16

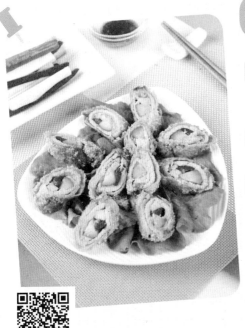

·金黄猪肉三色卷·

食材 瘦肉片 130 克，红椒 50 克，小黄瓜 85 克，杏鲍菇 65 克，蛋液 70 克，生粉 75 克，面包糠 100 克

调料 盐、沙姜粉、料酒、生抽、食用油各适量

步骤
1. 瘦肉片装碗，放入盐、沙姜粉、料酒、生抽，拌匀；洗净的红椒、黄瓜、杏鲍菇切条；将肉片铺平，放入杏鲍菇、黄瓜、红椒，卷起来。
2. 将肉卷依次裹上生粉、蛋液、面包糠；热锅中注油，烧热，倒入肉卷，油炸至金黄色。
3. 捞出，沥干油分，切成小段。

·雪梨猪肉汤·

食材 去皮雪梨 300 克，猪肉 200 克，无花果 50 克

调料 盐少许

步骤
1. 雪梨切小块；洗净的猪肉切小块。
2. 砂煲中倒入适量开水，放入瘦肉，再倒入洗净的无花果，拌匀；煮沸后用小火煲煮约15分钟至无花果裂开。
3. 放入雪梨块，转大火，拌匀，煮沸后转小火，续煮约 20 分钟至全部食材熟透。
4. 转大火，加入盐，拌匀，装碗。

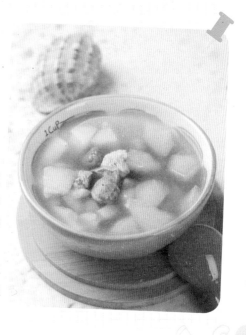

鸡肝

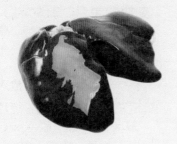

搭配升级

- 鸡肝 + 菠菜
  改善贫血

- 鸡肝 + 大米
  辅助治疗贫血及
  夜盲症

- 鸡肝 + 胡萝卜
  补肝明目

增高分析

维生素 D 是儿童正常生长发育的必备元素，动物肝脏是维生素 D 的主要来源之一，儿童常食鸡肝，能增加细胞外液钙、磷的浓度，有利于骨盐沉着，预防儿童骨折和佝偻病。

营养功效

鸡肝含有丰富的蛋白质、钙、磷、铁、锌、维生素 A、B 族维生素。肝中铁质丰富，是补血食品中最常用的食物。适量进食动物肝脏可使儿童皮肤红润，有维持正常生长和生殖机能的作用，能保护眼眼睛，维持正常视力。此外，鸡肝还能增强免疫力。

实用贴士

肝是体内最大的毒物中转站和解毒器官，所以买回的鲜肝不要急于烹调，应把肝放在自来水龙头下冲洗 10 分钟，然后放在水中浸泡 30 分钟。烹调时间不能太短，至少应该在急火中炒 5 分钟以上，使肝完全变成灰褐色，看不到血丝才好。

营养元素	含量
热量（千卡）	121
蛋白质（克）	16.6
脂肪（克）	4.8
碳水化合物（克）	2.8
胆固醇（毫克）	356
维生素 A（微克）	10414
维生素 B_1（毫克）	0.33
维生素 B_2（毫克）	1.1
烟酸（毫克）	11.9
维生素 E（毫克）	1.88
钙（毫克）	7
磷（毫克）	263
钾（毫克）	222
钠（毫克）	92
饱和脂肪酸（克）	1.7
镁（毫克）	16
铁（毫克）	12
锌（毫克）	2.4
硒（微克）	38.5

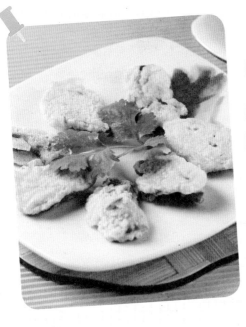

·软煎鸡肝·

食材 鸡肝 80 克，蛋清 50 克，面粉 40 克

调料 盐 1 克

步骤
1. 锅中注入适量清水，放入洗净的鸡肝，加少许盐，烧开后煮 5 分钟至鸡肝熟透，取出切片。
2. 把面粉倒入碗中，加入蛋清，搅拌，制成面糊。煎锅注油烧热，鸡肝裹上面糊，放入锅中。
3. 用小火煎约 1 分钟，煎出香味，翻面，略煎至鸡肝熟。将煎好的鸡肝取出装盘即可。

·胡萝卜炒鸡肝·

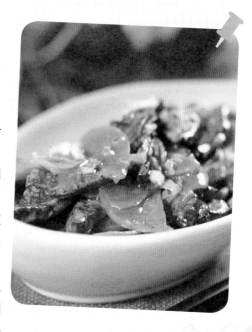

食材 胡萝卜 250 克，鸡肝 200 克，葱、生姜各少许

调料 食用油、水淀粉、盐、芝麻油各适量

步骤
1. 将葱、生姜洗净，切成末；胡萝卜洗净切成片。
2. 鸡肝洗净后浸泡半小时，再放入锅中加水煮熟，切成片备用。
3. 将净锅置于火上，倒入油烧热，放入葱花、姜末炝锅，再放入胡萝卜、鸡肝，炒熟，最后加入盐、芝麻油调味，用水淀粉勾芡后即可出锅。

猪肝

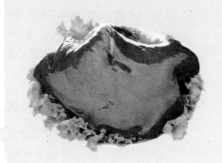

搭配升级

• 猪肝 + 青椒
  补血

• 猪肝 + 苋菜
  增强人体免疫力

• 猪肝 + 菠菜
  防治贫血

增高分析

猪肝含有的维生素D，能促进钙质的吸收，使骨骼钙化，可预防因钙吸收障碍引起的身材矮小；猪肝中还含有一般肉类食品不含的维生素C和微量元素硒，能增强人体的免疫反应，抗氧化，防衰老，并能抑制肿瘤细胞的产生。

营养功效

动物肝中维生素A的含量远远超过奶、蛋、肉、鱼等食品，具有维持正常生长和生殖机能的作用；能保护眼睛，维持正常视力，防止眼睛干涩、疲劳；维持健康的肤色，对皮肤的健美具有重要意义。

实用贴士

1.猪肝的选购：新鲜的猪肝呈褐色或紫色，用手按压坚实有弹性，有光泽，无腥臭异味。

2.猪肝的保存：切好的猪肝一时吃不完，可用豆油将其涂抹，然后放入冰箱内，可延长保鲜期。

营养元素	含量
热量（千卡）	129
维生素A（微克）	4972
饱和脂肪酸（克）	1.1
磷（毫克）	310
胆固醇（毫克）	288
钾（毫克）	235
钠（毫克）	68.6
镁（毫克）	24
铁（毫克）	22.6
维生素C（毫克）	20
蛋白质（克）	19.3
硒（微克）	19.2
烟酸（毫克）	15
钙（毫克）	6
锌（毫克）	5.78
脂肪（克）	3.5
维生素B$_2$（毫克）	2.08
铜（毫克）	0.65
锰（毫克）	0.26

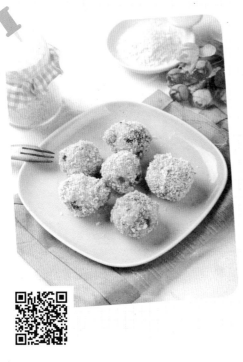

·猪肝米丸子·

食材 猪肝140克，米饭200克，水发香菇45克，洋葱30克，胡萝卜40克，蛋液50克，面包糠适量

调料 盐、鸡粉、食用油各适量

步骤
1. 猪肝用中火蒸至熟透。将胡萝卜、香菇、洋葱和猪肝切丁。
2. 用油起锅，倒入胡萝卜丁、香菇丁、洋葱末、猪肝末，加少许盐、鸡粉，炒匀，倒入米饭，翻炒至米饭松散。
3. 关火后盛出食材，放凉后制成丸子。再依次滚上蛋液、面包糠，放入五六成热的油锅中。
4. 中小火炸至其呈金黄色即可。

·麻油猪肝·

食材 猪肝120克，老姜片、葱花各少许

调料 盐、芝麻油、水淀粉、米酒、食用油各适量

步骤
1. 猪肝切片，加入少许盐，淋入少许米酒，倒入水淀粉、食用油，腌渍10分钟入味。
2. 用油起锅，下入老姜片，放入腌渍好的猪肝片。
3. 加少许米酒、盐炒匀。
4. 淋入芝麻油，炒透、炒香。
5. 关火后盛出炒好的菜肴，最后撒上葱花即成。

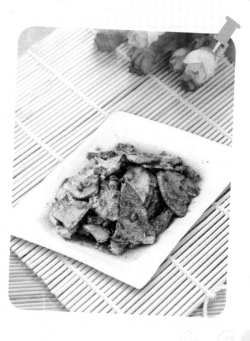

酸奶

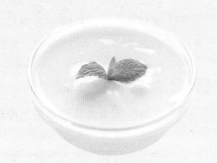

搭配升级

- ✓ ·酸奶 + 蓝莓
  增加免疫力
- ✓ ·酸奶 + 草莓
  有益肠道健康
- ✓ ·酸奶 + 燕麦片
  加快新陈代谢

增高分析

鲜奶中钙含量丰富，经发酵后，钙等矿物质不会发生变化，且发酵后产生的乳酸可有效提高钙、磷在人体中的利用率，故酸奶是补钙长高的佳品。

营养功效

酸奶含有多种益生菌，能促进食物的消化吸收，维护肠道菌群生态平衡，形成生物屏障，抑制有害菌对肠道的入侵。酸奶可通过产生大量的短链脂肪酸促进肠道蠕动及菌体大量生长，改变渗透压而防止儿童便秘。

实用贴士

选酸奶要选"好菌"。好的益生菌可以帮助维护肠道菌群生态平衡，形成生物屏障，抑制有害菌对肠道的入侵。嗜热链球菌、保加利亚乳杆菌是酸奶中常用的两种益生菌，有的酸奶中也会加入双歧杆菌，但因双歧杆菌是厌氧菌，所以一般搭配其他两种菌加入。

营养元素	含量
热量（千卡）	72
钾（毫克）	150
钙（毫克）	118
磷（毫克）	85
钠（毫克）	39.8
维生素 A（微克）	26
胆固醇（毫克）	15
镁（毫克）	12
碳水化合物（克）	9.3
脂肪（克）	2.7
蛋白质（克）	2.5
硒（微克）	1.71
维生素 C（毫克）	1
锌（毫克）	0.53
铁（毫克）	0.4
烟酸（毫克）	0.2
维生素 B_2（毫克）	0.15
维生素 E（毫克）	0.12
铜（毫克）	0.03
维生素 B_1（毫克）	0.03
锰（毫克）	0.02

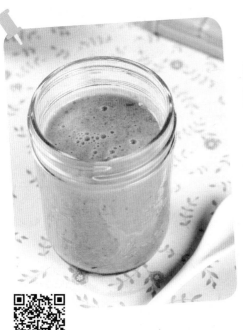

·酸奶草莓·

食材 草莓90克，酸奶100克，蜂蜜适量

步骤
1. 草莓切成小块备用。
2. 取一干净的碗，倒入草莓块。
3. 放入备好的酸奶。
4. 淋上适量的蜂蜜，快速搅拌至食材入味。
5. 盛入拌好的食材，摆好盘即可。

·酸奶蛋糕·

食材 中筋面粉 20 克，玉米淀粉 10 克，芝士 120 克，酸奶 120 克，蛋黄 2 个，蛋白 2 个，黄奶油 10 克，白糖 40 克

步骤
1. 酸奶倒入锅中，加入黄奶油，拌匀，加入芝士，拌匀。
2. 倒入玉米淀粉、中筋面粉，拌匀，再加入蛋黄，拌匀制成芝士糊。
3. 蛋白倒入碗中，加入白糖快速打发至成鸡尾状，倒入芝士糊，拌匀，制成蛋糕浆
4. 把蛋糕浆装入圆形模具中。预热烤箱，温度调至上火 160℃、下火 160℃。
5. 将模具放入预热好的烤箱中，烤 15 分钟至熟即可。

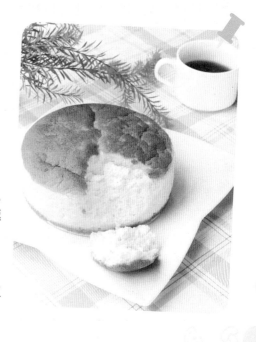

奶酪

搭配升级

- 奶酪 + 芒果
  提供热量

- 奶酪 + 西红柿
  健胃消食

增高分析

奶制品是补钙的最佳选择，奶酪正是含钙最多的奶制品，而且这些钙很容易吸收。对于成长发育旺盛的青少年儿童来说，奶酪是最好的补钙食品之一。

营养功效

奶酪中的乳酸菌及其代谢产物对人体有一定的保健作用，有利于维持人体肠道内正常菌群的稳定和平衡，防治便秘和腹泻。奶酪中的脂肪和热量都比较多，但是胆固醇含量却比较低，对心血管健康也有有利的一面。

实用贴士

1.新鲜奶酪品质较佳，尤其是颜色呈白色者更好，变黄则表示其不新鲜。半硬和硬质奶酪最好选择切口颜色均匀、色泽清晰者。

2.奶酪的储存：切片后的奶酪一般置于密封的容器中冷藏，冷藏温度为 1~4℃。

营养元素	含量
热量（千卡）	328
蛋白质（克）	25.7
脂肪（克）	23.5
碳水化合物（克）	3.5
胆固醇（毫克）	11
维生素 A（微克）	152
维生素 B_1（毫克）	0.06
维生素 B_2（毫克）	0.91
烟酸（毫克）	0.6
维生素 E（毫克）	0.6
钙（毫克）	799
磷（毫克）	326
钾（毫克）	75
钠（毫克）	584.6
镁（毫克）	57
铁（毫克）	2.4
锌（毫克）	6.97
硒（微克）	1.5
铜（毫克）	0.13
锰（毫克）	0.16

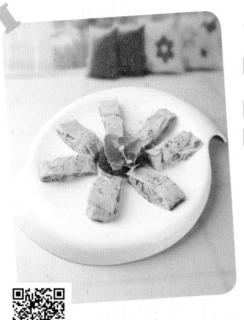

·奶酪蛋卷·

食材 鸡蛋 2 个、西红柿 80 克，玉米粒 45 克，牛奶 100 毫升，奶酪少许

调料 盐 2 克，番茄酱、食用油各适量

步骤
1. 奶酪切丁，西红柿切碎；锅中注水，倒入玉米粒，煮至断生，捞出并沥干水分。
2. 取碗，倒入西红柿、玉米粒、奶酪，加入番茄酱，制成馅料。
3. 将鸡蛋打散，加入少许盐、牛奶，搅匀。
4. 用油起锅，把蛋液煎成蛋饼，放入馅料，将蛋饼卷成蛋卷。
5. 用小火略煎至食材熟透，关火后盛出蛋卷，切成小块即可。

·西红柿奶酪豆腐·

食材 西红柿 200 克，豆腐 80 克，奶酪 35 克

调料 盐、食用油各适量

步骤
1. 豆腐切成长方块；西红柿切丁；奶酪切成碎末。
2. 用油起锅，放入豆腐块，煎至两面金黄。
3. 撒上奶酪碎，倒入西红柿，撒上少许盐。
4. 略煎片刻，至食材入味。
5. 关火后将煎好的食材盛出，装入盘中即可。

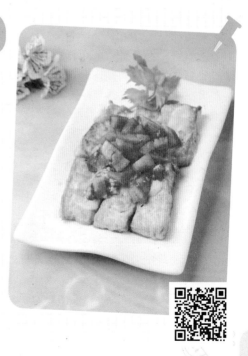

牛奶

搭配升级

- 牛奶 + 草莓
有助于维生素
B_{12} 的吸收

- 牛奶 + 木瓜
美容养颜

增高分析

牛奶含有丰富的钙、维生素D，有助于骨细胞的正常生长，促进骨的长高。此外，牛奶还能镇静安神，提高儿童睡眠质量，促进身高生长。

营养功效

牛奶中含有品质很好的蛋白质，包括酪蛋白、少量的乳清蛋白；牛奶中包含有人体生长发育所需的全部氨基酸，是其他食物无法比拟的；牛奶所含的碳水化合物中最丰富的是乳糖，乳糖使钙易于被吸收；牛奶中的钙含量很容易被吸收，另外磷、钾、镁等多种物质的搭配也十分合理。

实用贴士

1.新鲜牛奶应呈乳白色或稍带微黄色，呈均匀的流体。判断新鲜与否，可将牛奶滴入清水中，若化不开，则为新鲜牛奶。

2.煮牛奶时不要加糖，须待煮热离火后再加；加热时不要煮沸，也不要久煮。

营养元素	含量
热量（千卡）	54
钾（毫克）	109
钙（毫克）	104
磷（毫克）	73
钠（毫克）	37.2
维生素A（微克）	24
胆固醇（毫克）	15
镁（毫克）	11
碳水化合物（克）	3.4
脂肪（克）	3.2
蛋白质（克）	3
硒（微克）	1.94
维生素C（毫克）	1
锌（毫克）	0.42
铁（毫克）	0.3
维生素E（毫克）	0.21
维生素B_2（毫克）	0.14
烟酸（毫克）	0.1
锰（毫克）	0.03
维生素B_1（毫克）	0.03
铜（毫克）	0.02

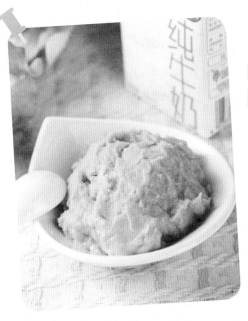

·红薯牛奶·

食材 红薯 80 克，牛奶 20 毫升

步骤
1. 红薯切成薄片，放入蒸盘。
2. 将蒸盘放入烧开的蒸锅中，中火蒸 20 分钟至红薯熟软。
3. 将蒸好的红薯碾成泥状。
4. 倒入备好的牛奶，搅拌均匀。
5. 另取一个干净的小碗，盛入拌好的红薯牛奶即可。

·牛奶炒三丁·

食材 里脊肉 170 克，豌豆 70 克，红椒 30 克，蛋清 75 克，牛奶 80 毫升

调料 盐、生粉、食用油各适量

步骤
1. 红椒切块；肉剁碎，装碗，加入适量盐，拌匀，腌渍 10 分钟。
2. 豌豆加盐、油煮 3 分钟，再倒入红椒，煮至断生，捞出。
3. 用油起锅，倒入里脊肉，炒至变色，关火盛出，待用。
4. 用油起锅，倒入蛋奶液，炒散；放入肉末、食材，炒散，关火。

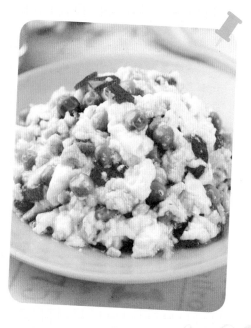

牡蛎

搭配升级

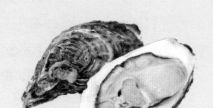

• 牡蛎 + 豆瓣酱
去腥

• 牡蛎 + 鸡蛋
促进骨骼生长

增高分析

　　干牡蛎中含有丰富的蛋白质，还含有多种维生素及牛磺酸和钙、磷、铁、锌等营养成分。它是含锌最多的天然食品之一，每天只吃2～3个牡蛎就能提供全天所需的锌，有助于儿童的骨骼、牙齿的生长。

营养功效

　　牡蛎是一种高蛋白、低脂肪、容易消化且营养丰富的食品，含有丰富的甘氨酸和一种名为肝糖原的糖类物质，它们是牡蛎美味的基础。

实用贴士

　　1.选购牡蛎时应选体大肥实、颜色淡黄、个体均匀、表面颜色褐红的。煮熟的牡蛎，壳若是稍微打开的，则说明煮之前是活的牡蛎。

　　2.牡蛎干泡发的方法：准备一盆放有少许小苏打粉的热水，再把牡蛎干放在热水中浸泡。

营养元素	含量
热量（千卡）	73
钙（毫克）	131
蛋白质（克）	5.3
维生素 B_2（毫克）	0.13
镁（毫克）	65
脂肪（克）	2.1
烟酸（毫克）	1.4
铁（毫克）	7.1
碳水化合物（克）	8.2
锰（毫克）	0.85
维生素 E（毫克）	0.81
锌（毫克）	9.39
维生素 A（微克）	27
胆固醇（毫克）	100
铜（毫克）	8.13
饱和脂肪酸（克）	0.5
钾（毫克）	200
磷（毫克）	115
维生素 A（微克）	82
钠（毫克）	462.1
硒（微克）	86.64

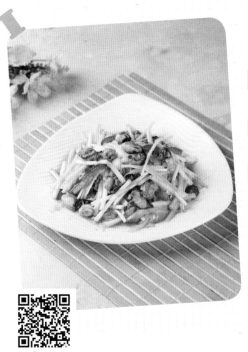

· 韭黄炒牡蛎 ·

食材 牡蛎肉 400 克，韭黄 200 克，彩椒 50 克，姜片、蒜末、葱花各少许

调料 生粉、生抽、盐、鸡粉、料酒、食用油各适量

步骤
1. 韭黄切断；彩椒切条。
2. 牡蛎洗净，加入适量盐、鸡粉、料酒、生粉，搅拌均匀，用水氽煮一会儿，捞出，沥干水分。
3. 热锅注油，放入姜片、蒜末、葱花，爆香；放入牡蛎，加生抽、料酒。
4. 放入彩椒、韭黄，翻炒；再加入少许盐、鸡粉，炒匀调味，关火盛出。

· 牡蛎煲猪排 ·

食材 牡蛎肉 200 克，排骨 400 克，姜片 30 克

调料 盐、黄酒、米酒各适量

步骤
1. 锅中注开水，倒入洗净的排骨块，大火煮沸，加入适量黄酒。
2. 用锅勺拌匀，去除血水，把氽过水的排骨捞出；砂锅中注入适量开水，倒入排骨，放入姜片，加入适量米酒，搅拌匀。
3. 用小火煲 40 分钟至排骨熟透，倒入洗净的牡蛎；小火煲 15 分钟，放入适量盐；关火，盛出。

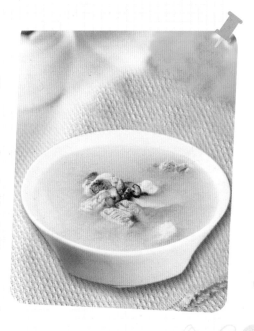

海参

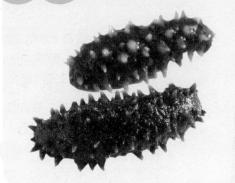

搭配升级

• 海参 + 羊肉
养血润燥

• 海参 + 羊骨
养血润燥

增高分析

海参含有8种人体自身不能合成的必需氨基酸，其中精氨酸、赖氨酸含量最为丰富，号称"精氨酸大富翁"。海参含钙丰富，且脂肪含量较低，能为骨骼发育提供原料，可促进软骨细胞和成骨细胞的发育，增强体质，是预防儿童体格矮小的较佳食材。

营养功效

海参含有丰富的微量元素，尤其是钙、钒、钠、硒、镁含量较高。海参所含的钒居各种食物之首，可以参与血液中铁的运输，增强造血能力。

实用贴士

1.海参多为干制品，好的海参形体饱满、质重皮薄、肉壁肥厚。水发后涨性大，糯而滑爽、有弹性。

2.发好的海参不能久存，最好不超过3天。存放期间用凉水浸泡，每天换水2～3次，不要沾油，或放入不结冰的冰箱中。

营养元素	含量
热量（千卡）	78
钠（毫克）	502.9
钙（毫克）	285
镁（毫克）	149
硒（微克）	63.93
胆固醇（毫克）	51
钾（毫克）	43
磷（毫克）	28
蛋白质（克）	16.5
铁（毫克）	13.2
维生素E（毫克）	3.14
碳水化合物（克）	2.5
锰（毫克）	0.76
锌（毫克）	0.63
脂肪（克）	0.2
烟酸（毫克）	0.1
铜（毫克）	0.05
维生素 B_2（毫克）	0.04
维生素 B_1（毫克）	0.03

· 枸杞海参汤 ·

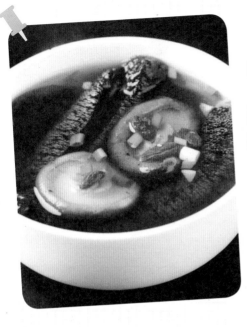

食材 海参300克，香菇15克，枸杞
10克，姜片、葱花各少许

调料 盐2克，鸡粉2克，料酒5毫升

步骤 1. 海参、香菇、枸杞、姜片放入
热水锅中，淋入少许料酒，搅
拌片刻。

2. 加盖，用大火煮开后转小火煮1
小时至食材熟透。

3. 揭盖，加入少许盐、鸡粉；搅
拌均匀至煮开，至食材入味。

4. 关火后盛出装入碗中，撒上葱
花即可。

· 香菇海参粥 ·

食材 海参1只，鸡蛋1个，水发香菇、
青菜各少许，大米100克

调料 盐、胡椒粉、芝麻油各适量

步骤 1. 将海参处理洗净，切丁；鸡蛋打
散，香菇切片，青菜洗净切丝。

2. 大米淘洗净，与海参丁一起放
入锅中，加适量水，小火熬煮
成粥。

3. 再将蛋液倒入锅内，加入香
菇、青菜和全部调料，稍煮片
刻即可。

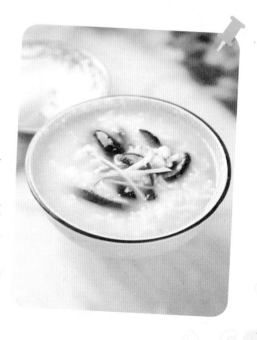

虾米

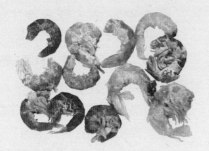

搭配升级

✓ •虾米 + 紫甘蓝
　　强壮身体、防癌抗病

✓ •虾米 + 藕
　　养血补血

✓ •虾米 + 西蓝花
　　补脾和胃

增高分析

　　虾米营养丰富，富含钙、磷等多种对人体有益的微量元素，是人体获得钙的较好来源；虾米的钙较易吸收，尤其是对儿童的生长发育有帮助，能提高骨密度，增强体质，提高儿童的运动机能，刺激长骨生长。常食虾米还能增强儿童免疫力，减少疾病对身高的抑制作用。

营养功效

　　虾米营养丰富，是优质蛋白的主要来源。虾中含有的硒，能促进新陈代谢，维持人体正常的生理功能。虾还富含铁和镁，能改善缺铁性贫血引起的异食癖。

实用贴士

　　没加过色素的虾米，虽外皮微红，但里面的肉却是黄白色的；而添加了色素的虾米，皮肉都是红的。因为色素基本没有气味和味道，所以用鼻子闻或用嘴尝都感觉不到，如条件允许，可先用水泡上几颗虾米，如加的是一般色素，则水会变红。

营养元素	含量
热量（千卡）	198
钠（毫克）	4891.9
磷（毫克）	666
钙（毫克）	555
钾（毫克）	550
胆固醇（毫克）	525
镁（毫克）	236
碘（微克）	82.5
硒（微克）	75.4
蛋白质（克）	43.7
维生素A（微克）	21
铁（毫克）	11
烟酸（毫克）	5
锌（毫克）	3.82
脂肪（克）	2.6
铜（毫克）	2.33
维生素E（毫克）	1.46
锰（毫克）	0.77
维生素 B_2（毫克）	0.12
维生素 B_1（毫克）	0.01

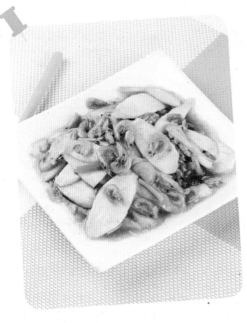

·虾米炒茭白·

食材 茭白100克，虾米60克，姜片、蒜末、葱段各少许

调料 盐、生抽、水淀粉、食用油各适量

步骤
1. 洗净的茭白切片，装盘，待用。
2. 用油起锅，放入姜片、蒜末、葱段，爆香；倒入虾米，炒匀，放入茭白，加入盐，炒匀。倒入适量清水，翻炒片刻，加入适量生抽，拌炒匀。
3. 倒入适量水淀粉，将锅中食材快速拌炒均匀。将炒好的材料盛出，装入盘中即成。

·西瓜翠衣炒虾米·

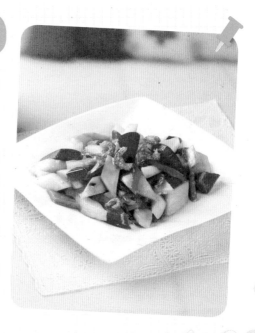

食材 西瓜皮400克，彩椒70克，虾米50克，蒜末、葱段各少许

调料 盐、水淀粉各适量

步骤
1. 西瓜皮去硬皮，切丁；彩椒切丁；锅中注开水，倒入少许食用油，放入彩椒、西瓜皮，煮至断生；把焯煮好的食材捞出。
2. 用油起锅，倒入蒜末、葱段，爆香；放入虾米；加入彩椒和西瓜皮，放入适量盐，炒匀。
3. 淋入少许水淀粉，快速翻炒；关火，盛出炒好的食材，装盘。

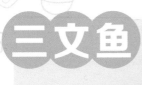

三文鱼

搭配升级

✓ •三文鱼＋西红柿
抗衰老

✓  •三文鱼＋圣女果
滋润肌肤、抗衰老

✓ •三文鱼＋芥末
除腥、补充营养

增高分析

　　三文鱼中富含维生素D等，能促进机体对钙的吸收利用，有助于生长发育。此外，三文鱼中丰富的维生素还能使生长激素发挥正常的功能。

营养功效

　　三文鱼的营养价值在于含有丰富的不饱和脂肪酸，能有效提升高密度脂蛋白胆固醇，降低血脂和低密度脂蛋白胆固醇，防治心血管疾病。其所含的Ω-3脂肪酸更是脑部、视网膜及神经系统所必不可少的物质。

实用贴士

　　1. 新鲜三文鱼的鱼眼清亮，瞳孔颜色很深而且闪亮。鱼鳃色泽鲜红，并且伴有红色黏液。而不新鲜的三文鱼，鱼鳃则会发黑。

　　2. 新鲜（冰鲜）三文鱼，鱼皮黑白分明，同时表面覆盖着一层完整无损、带有鲜银色的鱼鳞，透亮有光泽。鱼肉纹路清晰，呈现鲜艳的橙红色，且带着隐隐的油润光泽，非常漂亮。

营养元素	含量
热量（千卡）	180
钾（毫克）	360
磷（毫克）	250
维生素A（微克）	13
胆固醇（毫克）	50
钠（毫克）	45
镁（毫克）	27
蛋白质（克）	20.2
硒（微克）	26
钙（毫克）	21
烟酸（毫克）	7.2
脂肪（克）	11
维生素E（毫克）	1.91
锌（毫克）	0.6
碘（微克）	37
铁（毫克）	0.4
维生素B_2（毫克）	0.13
维生素B_1（毫克）	0.23
铜（毫克）	0.03
维生素D（微克）	59

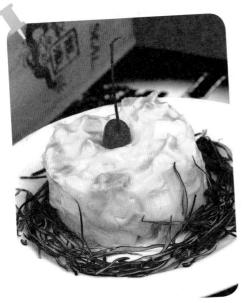

·三文鱼沙拉·

食材 三文鱼 300 克，洋葱 150 克，鸡蛋 1 个，紫甘蓝丝适量

调料 沙拉酱、柠檬汁各适量

步骤
1. 三文鱼洗净切丁，加柠檬汁腌渍；紫甘蓝丝焯熟待用。
2. 洋葱洗净切小块；鸡蛋放入锅中加水煮 8 分钟，捞出去壳后切丁。
3. 将三文鱼丁、洋葱块、鸡蛋丁装入盘中，倒入沙拉酱，拌匀，倒扣在盘中，用紫甘蓝丝围盘即可。

香煎三文鱼

食材 新鲜三文鱼块 250 克

调料 橄榄油、盐、柠檬汁、鱼露汁、姜丝、葱花各少许

步骤
1. 将三文鱼块去净鳞，洗净。
2. 将三文鱼块抹上盐，淋入柠檬汁、鱼露汁，加入姜丝，腌渍 20 分钟。
3. 锅中放橄榄油烧热，下入三文鱼块用中小火煎至熟，撒入葱花即可。

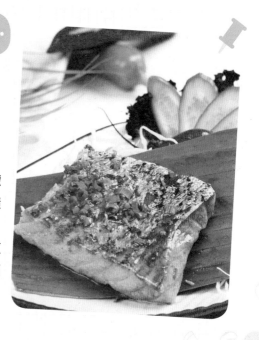

榛子

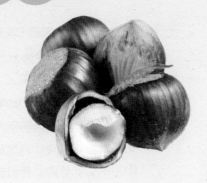

搭配升级

✓ •榛子 + 猪肝
有利于钙吸收

✓ •榛子 + 核桃
增强体力

✓ •榛子 + 粳米
健脾开胃、增强
免疫力

增高分析

　　榛子富含蛋白质、碳水化合物、维生素E、矿物质、膳食纤维和抗氧剂石碳酸等特殊成分以及人类所需的8种氨基酸与微量元素。此外榛子含有的油脂大多为不饱和脂肪酸，有助于脂溶性维生素——维生素D的生成，是钙吸收利用的助推剂。

营养功效

　　榛子营养丰富，果仁除含有蛋白质、脂肪、碳水化合物外，胡萝卜素、维生素B_1、维生素B_2、维生素E含量也很丰富；榛子中人体所需的8种氨基酸样样俱全；各种微量元素如钙、磷、铁含量也高于其他坚果。

实用贴士

　　1.榛子的选购：以个大圆整、壳薄白净、出仁率高、干燥、色泽白净、含油量高者为佳。
　　2.榛子贮藏应在低温、低氧、干燥、气温15℃以下、相对湿度60%以下、暗光的条件下，否则脂肪氧化而产生"哈喇味"，则不能食用。

营养元素	含量
热量（千卡）	561
维生素B_1（毫克）	0.62
钙（毫克）	104
蛋白质（克）	20
维生素B_2（毫克）	0.14
镁（毫克）	420
脂肪（克）	44.8
烟酸（毫克）	2.5
铁（毫克）	6.4
碳水化合物（克）	24.3
锰（毫克）	14.94
膳食纤维（克）	9.6
维生素E（毫克）	36.43
锌（毫克）	5.83
维生素A（微克）	8
铜（毫克）	3.03
钾（毫克）	1244
磷（毫克）	422
钠（毫克）	5
硒（微克）	0.8

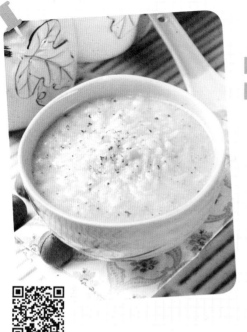

·榛子粳米粥·

食材 水发粳米230克，榛子仁粉40克

步骤
1. 砂锅中注入适量清水，大火烧热。
2. 倒入泡发好的粳米，搅拌片刻。盖上锅盖，煮开后转小火煮40分钟至熟软。
3. 掀开锅盖，倒入备好的榛子仁粉，搅拌匀。
4. 盖上锅盖，续煮10分钟。掀开锅盖，持续搅拌片刻。
5. 关火，将煮好的粥盛出，装入碗中即可。

·榛子腰果酸奶·

食材 榛子40克，腰果45克，枸杞10克，酸奶300克

步骤
1. 热锅注油，烧至四成热。
2. 倒入洗净的腰果、榛子，炸出香味。
3. 将炸好的腰果和榛子捞出，沥干油。
4. 取一个干净的杯子，将酸奶装入杯中，放入炸好的腰果、榛子。
5. 再摆上洗净的枸杞装饰即可。

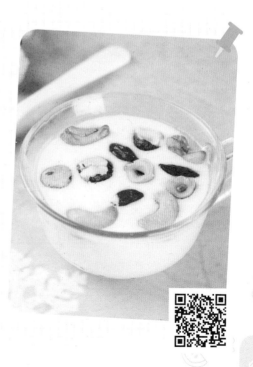

鳕鱼

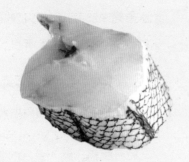

- 鳕鱼 + 豆腐
  提高蛋白质的吸收率

- 鳕鱼 + 香菇
  补脑健脑

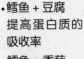
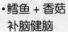
- 鳕鱼 + 西蓝花
  防癌抗癌

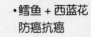

增高分析

鳕鱼富含蛋白质、维生素A、维生素D、钙、镁、硒等营养元素，营养丰富、肉味甘美。鳕鱼中的锌能增强儿童食欲，预防厌食，保证长高所需的营养。

营养功效

鳕鱼肉含有丰富的镁元素，对心血管系统有很好的保护作用，有利于预防高血压、心肌梗死等心血管疾病。

实用贴士

1. 鳕鱼肉色较浅、口感甜滑、入口即化，可以像三文鱼那样蘸芥末生吃，有独特的清香和鲜味。而名为油鱼的"假鳕鱼"肉质较硬，肉色比较暗淡，用油煎熟后有肉香味，吃起来十分油腻，口感较差。

2. 新鲜鳕鱼以颜色雪白且未解冻的为宜。

3. 鳕鱼的保存：把盐撒在鱼肉上，然后用保鲜膜包起来，放入冰箱冷冻室，既能去腥，还能增鲜。

营养元素	含量
热量（千卡）	88
钾（毫克）	321
磷（毫克）	232
钠（毫克）	130.3
胆固醇（毫克）	114
镁（毫克）	84
钙（毫克）	42
硒（微克）	24.8
蛋白质（克）	20.4
维生素A（微克）	14
烟酸（毫克）	2.7
锌（毫克）	0.86
铁（毫克）	0.5
碳水化合物（克）	0.5
脂肪（克）	0.5
维生素 B_2（毫克）	0.13
维生素 B_1（毫克）	0.04
铜（毫克）	0.01
锰（毫克）	0.01

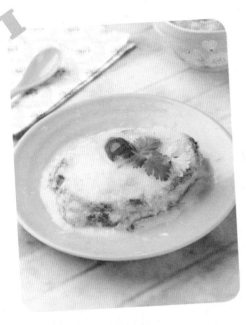

·奶油鳕鱼·

食材 鳕鱼肉300克，鸡蛋1个，奶油60克，面粉100克，姜片、葱段各少许

调料 盐、胡椒粉、食用油各适量

步骤 1. 洗净的鳕鱼肉装碗，加盐、姜片、葱段、胡椒粉，腌渍20分钟；打入蛋清，拌匀待用。

2. 热锅注油烧热，将鳕鱼滚上面粉，煎至两面熟透，关火盛出。

3. 热锅中倒入奶油，烧至融化；倒入鱼块，中火略煎至鱼肉入味；关火后盛出。

·香菇蒸鳕鱼·

食材 鳕鱼肉200克，香菇40克，泡小米椒15克，姜丝、葱花各少许

调料 盐、蒸鱼豉油各适量

步骤 1. 泡小米椒切碎，香菇切成条。

2. 鳕鱼肉装入碗中，放入适量盐、香菇、小米椒碎、姜丝，拌匀。

3. 将处理好的鳕鱼放入烧开的蒸锅中；盖上盖，用中火蒸8分钟，至食材熟透。揭开盖，将蒸好的鳕鱼取出，浇上少许蒸鱼豉油，撒上葱花即可。

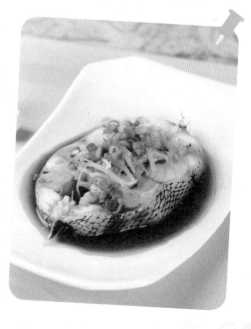

虾皮

搭配升级

✓ ·虾皮 + 紫菜
提高钙吸收率

✓ ·虾皮 + 豆腐
有助于消化

✓ ·虾皮 + 白菜
滋阴养肺

增高分析

虾皮的一大特点是矿物质数量、种类丰富，除了含有碘、铁、钙、磷的含量也很丰富，每100克虾皮钙和磷的含量为991毫克和582毫克，所以虾皮素有"钙库"之称。婴幼儿和青春期食用虾皮，助长的效果会更加明显。

营养功效

虾皮中含有丰富的镁，镁对神经系统有调节作用，有助于儿童脑部发育，还对儿童的不思饮食、惊厥等症有一定的改善作用。此外，在膳食中放些虾皮，对提高儿童食欲和增强儿童体质都很有好处。虾皮其实还有一种重要的营养物质——虾青素，虾青素是迄今为止发现的最强的一种抗氧化剂。

实用贴士

1. 新鲜虾皮的颜色是天然的、透明的，有一点琥珀色。

2. 虾皮越干爽的越好，不能太潮，太潮会增加虾皮的斤两，还会让虾皮难以保存。

营养元素	含量
热量（千卡）	153
钠（毫克）	5057.7
钙（毫克）	991
钾（毫克）	617
磷（毫克）	582
胆固醇（毫克）	428
镁（毫克）	265
碘（微克）	264.5
硒（微克）	74.43
蛋白质（克）	30.7
维生素 A（微克）	19
铁（毫克）	6.7
烟酸（毫克）	3.1
碳水化合物（克）	2.5
脂肪（克）	2.2
锌（毫克）	1.93
铜（毫克）	1.08
维生素 E（毫克）	0.92
锰（毫克）	0.82
维生素 B$_2$（毫克）	0.14
维生素 B$_1$（毫克）	0.02

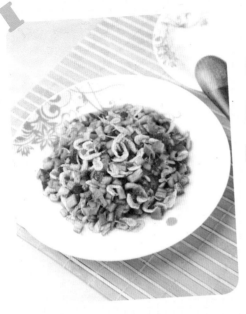

·辣味虾皮·

食材 红椒 25 克，青椒 50 克，虾皮 35 克，葱花少许

调料 盐、辣椒油、芝麻油、陈醋、生抽各适量

步骤
1. 洗好的青椒、红椒切成粒。
2. 取一个小碗，加入盐、辣椒油、芝麻油、陈醋、生抽。
3. 拌匀，调成味汁。
4. 另取一个大碗，倒入青椒、红椒、虾皮，撒上葱花，倒入味汁，拌至食材入味。
5. 将拌好的菜肴盛入盘中即可。

·西蓝花虾皮蛋饼·

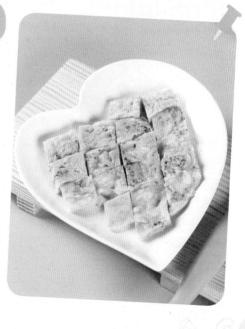

食材 西蓝花 100 克，鸡蛋 2 个，虾皮 10 克，面粉 100 克

调料 盐 2 克，食用油适量

步骤
1. 洗净的西蓝花切成小朵；取一碗，倒入面粉，加入盐，打入鸡蛋，倒入虾皮、西蓝花，拌匀。
2. 用油起锅，放入面糊，铺平，煎约 5 分钟至两面金黄色，关火，装盘。
3. 将蛋饼放在砧板上，切去边缘不平整的部分，切成三角状，将切好的蛋饼装入盘中即可。

鸡蛋

搭配升级

- 鸡蛋 + 辣椒
  有利于维生素
  的吸收

- 鸡蛋 + 玉米
  防止胆固醇过高

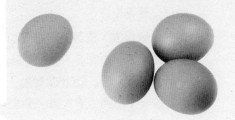

增高分析

鸡蛋含有丰富的蛋白质、脂肪、维生素和铁、钙、钾等人体所需要的营养成分，蛋白质为优质蛋白，对肝脏组织损伤有修复作用；鸡蛋还富含DHA和卵磷脂、卵黄素，对神经系统和身体发育有利，能健脑益智，改善记忆力，有利于儿童成长。

营养功效

鸡蛋几乎含有人体必需的所有营养物质，常食鸡蛋能补充骨骼发育所需的蛋白质、维生素和矿物质，可有效预防儿童营养不良引起的发育迟缓。

实用贴士

1. 新鲜的鸡蛋表面有一层白色粉末，手摸蛋壳有粗糙感；轻摇鸡蛋没有声音；对鸡蛋哈一口热气，用鼻子凑近蛋壳可闻到淡淡的生石灰味；将鸡蛋放入水中，蛋会下沉。

2. 对消化功能尚未成熟的儿童来说，煮鸡蛋不易消化，蒸蛋羹、蛋花汤较为适合。

营养元素	含量
热量（千卡）	144
胆固醇（毫克）	585
维生素 A（微克）	234
钾（毫克）	154
钠（毫克）	131.5
磷（毫克）	130
钙（毫克）	56
硒（微克）	14.34
蛋白质（克）	13.3
镁（毫克）	10
脂肪（克）	8.8
碳水化合物（克）	2.8
铁（毫克）	2
维生素 E（毫克）	1.84
锌（毫克）	1.1
维生素 B_2（毫克）	0.27
烟酸（毫克）	0.2
铜（毫克）	0.15
维生素 B_1（毫克）	0.11
锰（毫克）	0.04

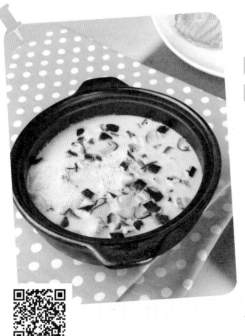

·香菇鸡蛋砂锅·

食材 水发香菇 50 克，鸡蛋 90 克

调料
1. 香菇去蒂切成丁；备好一个小砂锅，倒入鸡蛋，打散搅匀，注入适量的清水，快速搅匀。
2. 倒入香菇丁，封上保鲜膜；蒸锅注水烧开，放入砂锅。
3. 盖上锅盖，定时蒸 10 分钟，至食材熟透。
4. 掀开锅盖，将砂锅取出，将保鲜膜去除，即可食用。

·蛋白鱼丁·

食材 蛋清 100 克，红椒 10 克，青椒 10 克，脆鲩 100 克

调料 盐、鸡粉各 2 克，料酒、水淀粉各适量

步骤
1. 洗净的红椒、青椒切成小块；处理干净的鱼肉切丁。
2. 鱼肉装碗，加入少许盐、鸡粉、水淀粉，拌匀，腌渍 10 分钟至其入味。
3. 热锅注油，倒入鱼肉、青椒、红椒，加入少许盐、鸡粉、料酒，炒匀调味。
4. 倒入蛋清，快速炒匀即可。

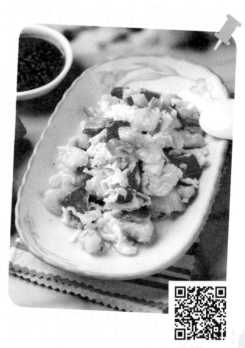

鸡肉

- 鸡肉 + 薄荷
  消火解暑

- 鸡肉 + 栗子
  补血养身

增高分析

鸡肉的蛋白质中富含人体必需的氨基酸，其质量与蛋乳中的氨基酸谱式极为相似，因此为优质蛋白质的来源，儿童食用能很好地促进骨骼的生长和运动机能的发育；还可增强免疫力，减少疾病对身高生长的抑制作用。

营养功效

鸡肉是磷、铁、铜和锌的良好来源，并且富含维生素 B_{12}、维生素 B_6、维生素 A、维生素 D 和维生素 K 等。鸡肉含有较多的不饱和脂肪酸——亚油酸和亚麻酸，能够降低对健康不利的低密度脂蛋白胆固醇的含量。

实用贴士

购买生鸡肉时要注意鸡肉的外观、色泽、质感。如果鸡肉注过水，肉质会显得特别有弹性，皮上有红色针点，周围呈乌黑色。用手指在鸡的皮层下一掐，会明显感到打滑。注过水的鸡用手摸会感觉表面高低不平，好像长有肿块，而未注水的鸡摸起来很平滑。

营养元素	含量
热量（千卡）	167
钾（毫克）	251
胆固醇（毫克）	106
磷（毫克）	156
钠（毫克）	63
维生素 A（微克）	48
蛋白质（克）	19.3
钙（毫克）	9
脂肪（克）	9.4
镁（毫克）	19
硒（微克）	11.8
烟酸（毫克）	5.6
碳水化合物（克）	1.3
锌（毫克）	1.09
铁（毫克）	1.4
维生素 E（毫克）	0.37
铜（毫克）	0.07
维生素 B_2（毫克）	0.09
维生素 B_1（毫克）	0.05

·胡萝卜鸡肉饼·

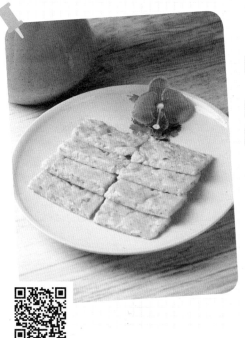

食材 鸡胸肉70克，胡萝卜30克，面粉100克

调料 盐、食用油各适量

步骤
1. 洗好的鸡胸肉剁成泥；胡萝卜切成粒；锅中注开水，加盐，倒入胡萝卜，煮约1分钟后捞出，沥干水分。
2. 取碗，倒入鸡肉泥、胡萝卜，加入少许盐、温水，搅拌均匀。
3. 倒入适量面粉，加入油，搅成面糊状；煎锅上火烧热，淋入少许食用油，放入面糊，用小火煎至两面熟透，关火装盘。

·鸡肉豆腐丸·

食材 鸡胸肉100克，嫩豆腐150克

调料 番茄酱适量

步骤
1. 鸡胸肉洗净，入锅中煮熟，剁成末。
2. 嫩豆腐冲净，压成泥，加入鸡肉末，搓成丸子状，入锅中蒸至熟。
3. 将蒸好的鸡肉豆腐丸摆在盘中，淋上番茄酱即可。

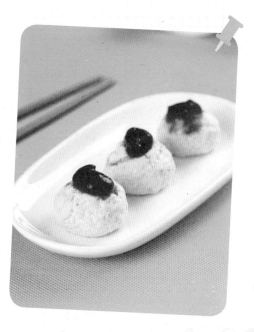

牛肉

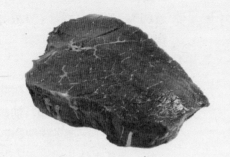

搭配升级

- 牛肉 + 芹菜
  营养瘦身

- 牛肉 + 香芋
  养血补血，防治
  食欲不振

增高分析

牛肉提供高质量的蛋白质，含有全部种类的氨基酸，各种氨基酸的比例与人体蛋白质中的比例基本一致，其中所含的肌氨酸比任何食物都高，适合长高期的儿童食用。

营养功效

牛肉的脂肪含量很低，但却是低脂的亚油酸的来源，还是潜在的抗氧化剂。牛肉富含矿物质和 B 族维生素，包括烟酸、维生素 B_1 和维生素 B_2。牛肉还是每天所需要的铁质的最佳来源。

实用贴士

1.选购牛肉时应注意，新鲜牛肉有光泽，红色均匀，脂肪洁白或淡黄色。

2.烹饪时放一个山楂、一块橘皮或一点茶叶，牛肉更易烂。牛肉加红枣炖服，有助肌肉生长和促伤口愈合之功效。

营养元素	含量
热量（千卡）	125
钾（毫克）	216
磷（毫克）	168
胆固醇（毫克）	84
钠（毫克）	84
蛋白质（克）	19.9
镁（毫克）	20
硒（微克）	6.4
钙（毫克）	23
烟酸（毫克）	5.6
维生素 A（微克）	7
铁（毫克）	3.3
脂肪（克）	4.2
锌（毫克）	4.73
维生素 E（毫克）	0.65
维生素 B_2（毫克）	0.14
碳水化合物（克）	2
维生素 B_1（毫克）	0.04

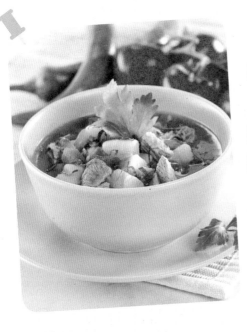

·罗宋汤·

食材 牛肉 150 克，去皮土豆 100 克，去皮胡萝卜 30 克，西红柿 80 克，青椒 20 克，香菜少许

调料 盐适量

步骤
1. 将土豆、胡萝卜、西红柿、青椒切小块，洗好的牛肉切块。
2. 沸水锅中倒入牛肉，氽煮后捞出沥干；倒入热水锅中，用大火煮开后转小火煮至熟软。
3. 倒入土豆、青椒、胡萝卜和西红柿，搅匀；大火煮开后转小火煮至熟软，加入盐；关火。

·清蒸牛肉丁·

食材 牛肉 150 克，姜片 8 克，香叶 2 片，干辣椒 3 克，花椒 2 克，葱花 3 克

调料 生抽、水淀粉、五香粉各适量

步骤
1. 牛肉切丁，放入姜片、生抽、香叶、干辣椒、花椒、五香粉腌渍 15 分钟；将腌好的牛肉丁放入已烧开上气的电蒸锅蒸至熟，将蒸出来的汤汁倒入碗中。
2. 锅中倒入少许开水，倒入牛肉汤汁，煮至沸腾；倒入水淀粉，搅至汤汁浓稠。
3. 将汤汁浇在牛肉上，撒上葱花。

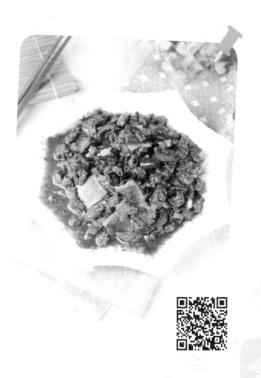

芝麻

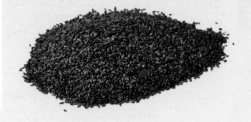

- 芝麻 + 海带
  净化血液、降低胆固醇
- 芝麻 + 核桃
  改善皮肤弹性
- 黑芝麻 + 黄豆
  补充蛋白质

增高分析

黑芝麻是一种高蛋白作物，营养丰富。其蛋白质含量高，营养价值可与鸡蛋、肉相媲美。黑芝麻中含有人体必需的而自身又不能合成的8种氨基酸,含有丰富的脂肪、卵磷脂、维生素A、B、E、K及锌、钙、磷、铁等，经常吃芝麻类食品，能减少营养不良对儿童身高的抑制作用。

营养功效

黑芝麻味甘气香，能健脾胃，饮食不良者宜食之，食后可以开胃、健脾、润肺、祛痰、清喉、补气，特别是与红枣相伴可以起到止咳等神奇功效。

实用贴士

1.真正的黑芝麻吃起来不苦，反而有点轻微的甜感，有芝麻香味，不会有任何异味。

2.黑芝麻只有种皮是黑的，胚乳部分仍是白色，可以用刀切开或掰断黑芝麻，看看里面是不是白色的。

营养元素	含量
热量（千卡）	559
钙（毫克）	780
磷（毫克）	516
钾（毫克）	358
镁（毫克）	290
维生素 E（毫克）	50.4
脂肪（克）	46.1
碳水化合物（克）	24
铁（毫克）	22.7
蛋白质（克）	19.1
锰（毫克）	17.8
膳食纤维（克）	14
钠（毫克）	8
锌（毫克）	6.13
烟酸（毫克）	5.9
硒（微克）	4.7
铜（毫克）	1.77
维生素 B_1（毫克）	0.66
维生素 B_2（毫克）	0.25

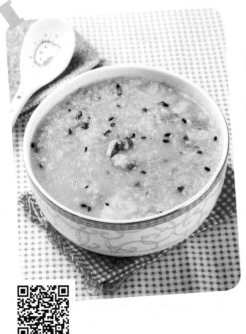

·黑芝麻核桃粥·

食材 黑芝麻 15 克，核桃仁 30 克，糙米 120 克

调料 白糖 6 克

步骤
1. 将核桃仁倒入木臼，压碎。
2. 汤锅中注水烧热，倒入糙米，拌匀。
3. 盖上盖，烧开后用小火煮 30 分钟至糙米熟软。
4. 倒入核桃仁，加盖，用小火煮 10 分钟。
5. 揭盖，倒入黑芝麻、白糖，拌匀，煮至白糖溶化即可。

·黑芝麻山药饭·

食材 水发大米 140 克，黑芝麻 30 克，芹菜 40 克，山药 120 克

调料 盐适量

步骤
1. 山药洗净去皮，切小丁。
2. 洗好的芹菜切碎。
3. 取一个蒸碗，倒入洗好的大米，铺平。
4. 放入山药、芹菜，搅匀。
5. 撒黑芝麻，注适量水，撒上少许盐，拌匀。蒸碗放入蒸锅，用中火蒸约 30 分钟即可。

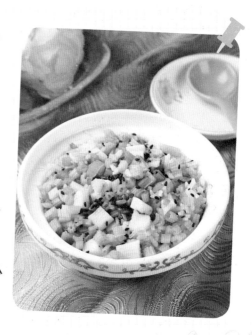

大白菜

搭配升级

- 白菜 + 排骨
  滋阴润燥

- 白菜 + 猪肉
  补充营养、通便

增高分析

白菜含有丰富的粗纤维，不但能起到润肠、促进排毒的作用，又可刺激肠胃蠕动，促进大便排泄，帮助消化，对促进骨骼生长发育具有重要意义。

营养功效

白菜味甘、性平，归肠、胃经，可解热除烦、通利肠胃、养胃生津、除烦解渴。秋冬季节空气特别干燥，寒风对人的皮肤伤害极大。白菜中含有丰富的维生素C、维生素E，多吃可以起到很好的护肤和养颜效果。

实用贴士

1. 就大白菜而言，挑选的时候看外表很重要。一般要挑卷得密实的大白菜，同时也要看看根部，根部要小一点，因为大白菜的根是吃不得的。另外重要的一点，要看看腐烂了没有，如果烂掉了，要忌选。

2. 炒白菜时，先在油里加少许盐，再大火快炒，这样能较好地保持白菜的鲜嫩。

营养元素	含量
热量（千卡）	18
钠（毫克）	58
钙（毫克）	50
磷（毫克）	31
维生素C（毫克）	31
维生素A（微克）	20
镁（毫克）	11
碳水化合物（克）	3.2
蛋白质（克）	1.5
膳食纤维（克）	0.8
维生素E（毫克）	0.76
铁（毫克）	0.7
烟酸（毫克）	0.6
硒（微克）	0.49
锌（毫克）	0.38
锰（毫克）	0.15
脂肪（克）	0.1
维生素 B_2（毫克）	0.05
铜（毫克）	0.05
维生素 B_1（毫克）	0.04

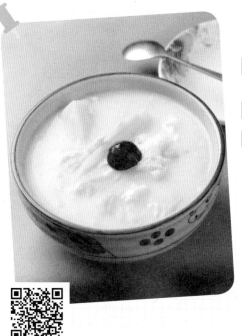

·鲜奶白菜汤·

食材 白菜 80 克，牛奶 150 毫升，蛋液 80 克，红枣 5 克

调料 盐适量

步骤
1. 洗净的白菜切成粗条，红枣去核；砂锅中注入适量清水，倒入红枣，用小火煮 15 分钟。
2. 放入备好的牛奶、白菜，用小火续煮 5 分钟至食材熟透。
3. 揭盖，加入盐，倒入蛋液，拌匀，煮至蛋花成形，关火后盛出煮好的汤料，装入碗中即可。

·蒸肉末白菜卷·

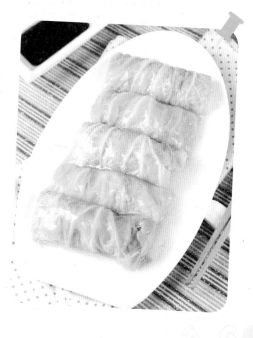

食材 白菜叶、瘦肉末各 100 克，蛋液 30 克，葱花、姜末各适量

调料 水淀粉、食用油、盐、胡椒粉、干淀粉适量

步骤
1. 瘦肉末加入姜末、葱花、盐、胡椒粉、蛋液、食用油，拌匀，倒入干淀粉拌匀，制成肉馅。
2. 白菜叶用开水浸软，沥水后铺开放入肉馅，卷成卷，蒸熟。
3. 少许清水和水淀粉煮沸，加入余下的盐、油，拌匀，调成稠汁，浇在蒸熟的菜肴上即可。

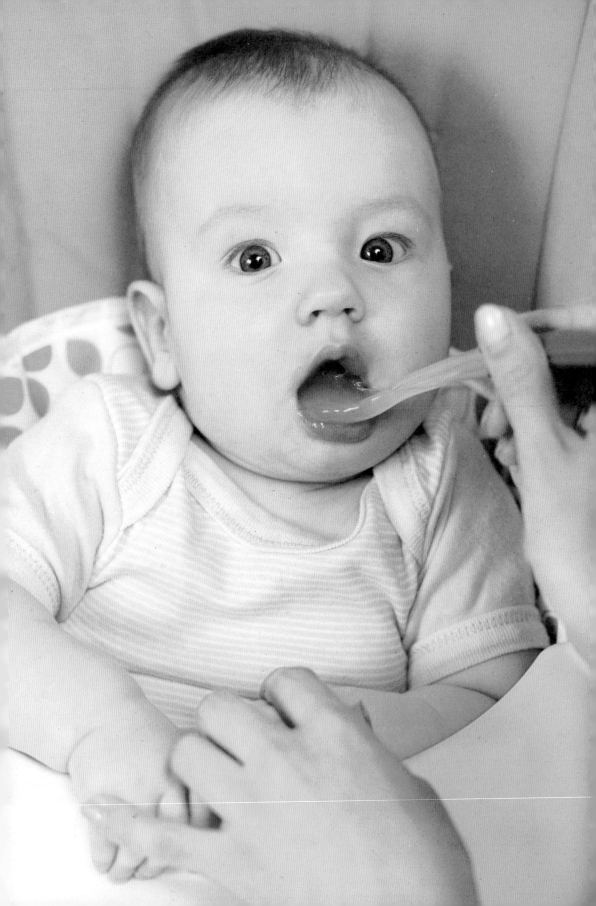

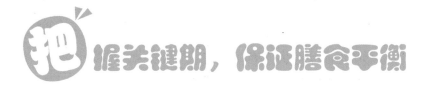

PART 3

把握关键期，保证膳食平衡

宝宝生长发育最快的三个时期：

婴幼儿期、

儿童期、

青春期。

在这三个时期，

宝宝的身高将会飞速增长，

正是宝宝需要补充营养的时候。

但是怎么才能吃得既健康，

又营养呢？

本章介绍了各个时期宝宝的长高食谱，

关心宝宝成长的宝爸宝妈绝对不容错过。

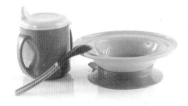

婴幼儿时期长高特点：快速长高期

婴幼儿期（0～3岁）是一个从初生状态逐渐趋向遵循其遗传素质规律的过程，是孩子长高的关键期。

1 合理喂养

4～6个月时，孩子的吞咽反应会逐步取代伸舌反应。从4个月起逐渐给孩子添加辅食，可以很好地帮助孩子从流质饮食向半固体、固体饮食过渡。如果不能及时完成这种过渡，孩子吃固体食物时就不能下咽、容易呕吐，进而影响孩子正常的生长发育。

2 食物多样化

如果婴幼儿时期的食物品种过于单调，到了儿童期，出现偏食、挑食的可能性将会大大增加。并且，食物多样化也可保证孩子营养均衡、全面，为孩子生长发育打好基础。

3 睡眠充足

为孩子营造安静、舒适的睡眠环境。自孩子出生4个月开始，可逐渐减少夜间授乳的次数，保证孩子在晚上10点至凌晨2点处于深度睡眠状态。白天可适当安排孩子午睡。

在婴儿期，母乳是宝宝骨骼生长最好的营养品。当然，在母乳不足的情况下，需要适当添加配方奶粉。以母乳喂养时，哺乳期妈妈要适当补充钙制品或多吃含钙高的食物，以增加宝宝钙的摄入；人工喂养时，可在宝宝配方奶粉中适当添加维生素D制剂，帮助宝宝吸收其中的钙；满4个月后，应及时给宝宝添加辅食，且食物的种类应随着宝宝的生长发育变得丰富，可多喂食富含蛋白质、维生素、钙的食物。

宝宝进入幼儿期后，能吃的食物日益丰富，给宝宝准备膳食时要注意荤素搭配、色泽搭配、品种搭配等，以增加宝宝对食物的兴趣。同时，要注意培养宝宝有规律的饮食习惯，避免挑食或偏食，从而使宝宝膳食均衡、营养全面。这一时期的宝宝可以在医生的指导下适当补充维生素D制剂。

幼儿期是培养宝宝运动兴趣和运动习惯的最佳时期。家长应多带孩子参与户外活动，在感受大自然的气息和太阳照射的同时，促进维生素D的合成。宝宝2岁以后，可做些简单的广播体操或踢腿动作，使骨骼得到锻炼和拉伸，但不宜运动过量。

婴儿期：吃得营养，长得高

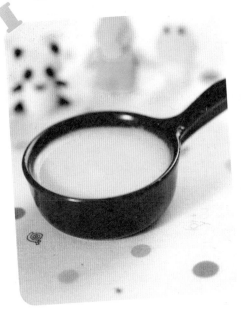

·蛋黄牛奶·

食材 鸡蛋1个，婴儿配方奶适量

步骤
1. 蒸锅注水，放入鸡蛋，煮熟取出，将鸡蛋去壳，取出蛋黄。
2. 用筛碗或勺子将蛋黄碾成泥。
3. 取一碗，加入适量温水，再加入适量婴儿配方奶。
4. 将婴儿配方奶冲调好。
5. 取适量蛋黄加入配方奶中，拌匀即可。

·玉米苹果酱·

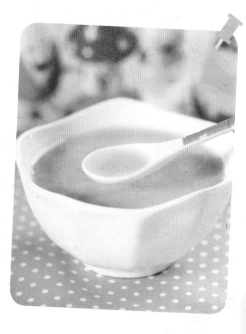

食材 苹果半个，玉米面1匙

调料 白糖少许

步骤
1. 将玉米面和适量水调匀成玉米面糊备用。
2. 苹果洗净后去皮去核，磨碎成苹果酱。
3. 将玉米面糊倒入锅内煮沸，放入苹果酱搅拌，煮片刻后稍加点水，再用中火煮至呈糊状，加白糖搅匀即可。

·土豆稀粥·

食材 米碎90克，土豆70克

步骤 1. 洗好去皮的土豆切小块，放在蒸盘中，上火烧开，用中火蒸20分钟至土豆熟软。

2. 取出蒸盘，放凉待用，将放凉的土豆压碎，碾成泥状，装盘。

3. 砂锅中注入适量清水烧开，倒入备好的米碎，搅拌均匀。

4. 烧开后用小火煮至米碎熟透。

5. 倒入土豆泥，搅拌均匀，继续煮5分钟，关火后盛出煮好的稀粥即成。

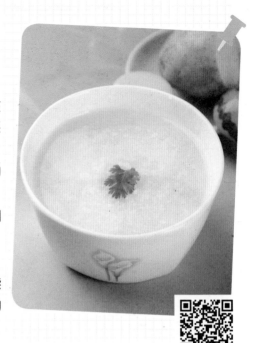

·牛奶粥·

食材 牛奶200毫升，大米30克

步骤 1. 将大米淘干净，加适量清水浸泡半小时，沥去水后磨成细末。

2. 将大米末和水放入锅中，大火熬开，转小火煮至米烂汤稠。

3. 加入牛奶，再煮3～5分钟，并用勺不停搅拌，晾温后即可给宝宝喂食。

相关常识 | 牛奶和大米的搭配让营养升级，可增强婴儿免疫力。

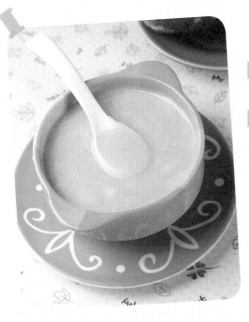

·红薯糊·

食材 红薯丁80克，粳米粉65克，清水适量

步骤
1. 将粳米粉放在碗中，加入清水，再倒入红薯丁，搅匀，制成红薯米糊，待用；奶锅中注入适量开水，倒入红薯米糊，搅匀。

2. 大火煮至食材熟软，关火后盛入碗中；将红薯放入榨汁机，榨好。

3. 奶锅置于旺火上，倒入红薯米糊，拌匀，大火煮沸，关火后盛入碗中，稍微冷却后食用即可。

·油菜米汤糊·

食材 油菜嫩叶30克，米汤适量

步骤
1. 将油菜嫩叶洗净，切成碎末。
2. 将油菜碎末入蒸锅蒸熟软。
3. 将米汤和油菜末放入锅中，煮沸2分钟即可。

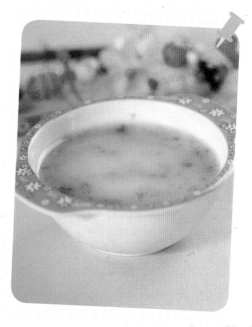

相关常识 油菜中加入米汤，能促进上皮组织的发育，帮助宝宝更健康地成长。

·橘子稀粥·

食材 水发米碎90克，橘子果肉60克

步骤
1. 取榨汁机，选择搅拌刀座组合，放入橘子肉，注入适量温开水，盖上盖；通电后选择"榨汁"功能，榨取果汁，断电后倒出果汁，滤入碗中，备用。
2. 砂锅中注入适量清水烧开，倒入洗净的米碎，搅拌均匀。
3. 烧开后用小火煮约20分钟至其熟透。
4. 倒入橘子汁，搅拌一会儿，关火后盛出煮好的橘子稀粥即可。

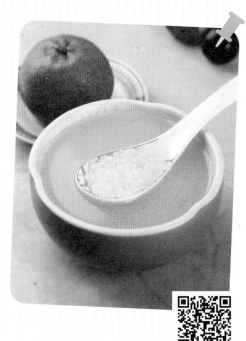

·三文鱼泥·

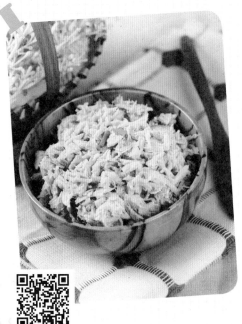

食材 三文鱼肉120克

调料 盐少许

步骤
1. 蒸锅中注清水烧开，放入处理好的三文鱼肉。
2. 用中火蒸约15分钟至熟。
3. 取出三文鱼，放凉待用。
4. 取一个大碗，放入三文鱼肉，压成泥状，加入少许盐，搅拌均匀至其入味。另取一个干净的小碗，盛入拌好的三文鱼即可。

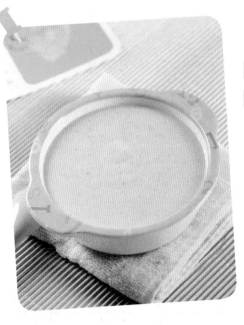

·核桃糊·

食材 米碎70克，核桃仁30克

步骤
1. 取榨汁机，选用搅拌刀座组合，倒入米碎，制成米浆。
2. 把洗好的核桃仁放入榨汁机中，注入少许清水，制成核桃浆。
3. 汤锅置于火上加热，倒入核桃浆、米浆，搅散，拌匀，用小火续煮片刻至食材熟透。
4. 待浆汁沸腾后关火，盛出煮好的核桃糊，放在小碗中即可。

·蛋黄豆腐碎米粥·

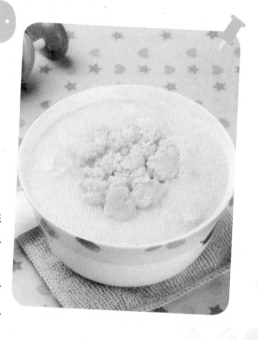

食材 鸡蛋1个，豆腐95克，大米65克

调料 盐少许

步骤
1. 鸡蛋煮熟后去壳，取出蛋黄，压烂；洗好的豆腐切成丁。
2. 取榨汁机，选干磨刀座组合，将大米磨成米碎后倒入碗中。
3. 汤锅中注清水，倒入米碎，拌煮一会儿，改用中火，用勺子持续搅拌2分钟，煮成米糊。
4. 加入盐，倒入豆腐，拌煮1分钟，关火，把煮好的米糊倒入碗中，放入蛋黄即可。

·牛奶紫薯泥·

食材 配方奶粉15克,紫薯150克

步骤
1. 洗净去皮的紫薯切滚刀块。蒸锅上火烧开,放入紫薯块,盖上锅盖,大火蒸30分钟至其熟软。
2. 关火后揭开锅盖,取出紫薯,放凉待用。把放凉的紫薯放在砧板上,用刀按压成泥,装入盘中,待用。
3. 将适量温开水倒入奶粉中,搅拌至完全溶化。
4. 再将紫薯泥倒入拌好的奶粉中,搅拌均匀,装入盘中即可。

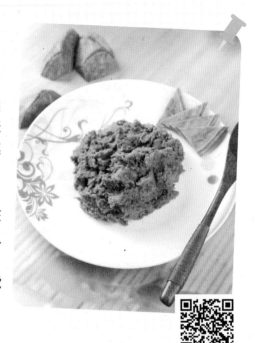

·鳕鱼粥·

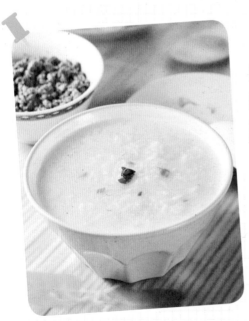

食材 鳕鱼肉120克,水发大米150克

调料 盐少许

步骤
1. 蒸锅中注开水,放入处理好的鳕鱼肉,用中火蒸约10分钟,取出;将放凉后的鳕鱼压成泥状。
2. 砂锅中注清水烧开,倒入大米,拌匀。
3. 盖上锅盖,烧开后用小火煮约30分钟。
4. 揭开盖,倒入鳕鱼肉,搅拌匀,加入适量盐,拌匀调味,略煮片刻,盛出即可。

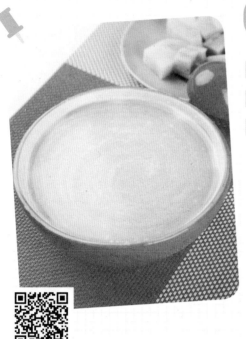

·土豆莲藕蜜汁·

食材 土豆170克，莲藕150克

调料 蜂蜜20克

步骤
1. 锅中注入热水，倒入备好的土豆、莲藕，用中火煮5分钟；捞出焯煮好的食材，沥干，放凉。
2. 将土豆、莲藕切成小块。
3. 取榨汁机，倒入切好的土豆、莲藕，放入适量蜂蜜，注入适量温开水，盖上盖。
4. 榨成汁液即可。

·肉末碎面条·

食材 肉末50克，水发面条120克，上海青、胡萝卜各适量，葱花少许

调料 盐、食用油各适量

步骤
1. 胡萝卜去皮洗净切成粒，上海青洗净切粒，面条切成小段。
2. 用油起锅，倒入肉末，炒至变色，放入胡萝卜、上海青粒，翻炒匀，加入盐，拌匀。
3. 用大火煮片刻，待汤汁沸腾后放入面条；转中火煮至全部食材熟透；关火后盛出煮好的面条，装在碗中，撒上葱花即可。

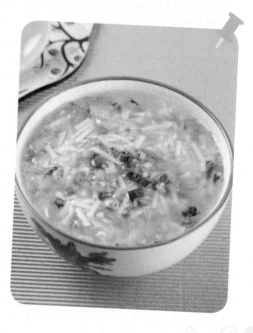

·芝麻米糊·

食材 粳米85克，白芝麻50克

步骤
1. 热锅，倒入洗净的粳米，用小火翻炒一会至米粒呈微黄色；再倒入白芝麻，炒出芝麻的香味。
2. 关火后盛出炒好的食材；将炒好的食材放入榨汁机，选择"干磨"功能，磨至食材呈粉状。
3. 汤锅中注入适量清水烧开，放入芝麻米粉，慢慢搅拌几下。
4. 再用小火煮片刻至食材呈糊状，关火后盛出煮好的芝麻米糊，放在小碗中即成。

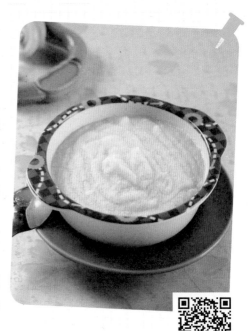

·鸡肝粥·

食材 鸡肝40克，大米30克

步骤
1. 大米淘净后浸泡1小时，沥干水分，磨成细末。
2. 鸡肝洗净，放入锅中稍煮，换水再煮10分钟，取出后剥去鸡肝外皮，放入碗内研磨成泥状。
3. 锅内放适量水，加入大米末熬煮，至米烂粥稠时加入鸡肝泥，拌匀再稍煮片刻即可。

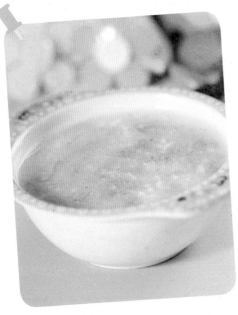

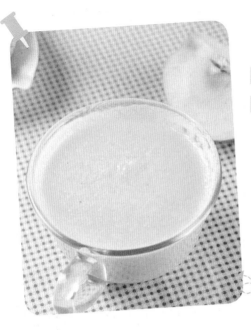

·苹果奶昔·

食材 苹果1个，酸奶200克

步骤 1. 将洗净的苹果对半切开，去皮去核，切成小块。

2. 将苹果放入榨汁机中。

3. 倒入适量酸奶。

4. 榨成汁。

5. 把苹果奶昔倒入玻璃杯即可。

相关常识 有助于幼儿的消化。

·南瓜米汤·

食材 南瓜50克，米汤适量

步骤 1. 南瓜去皮和籽，洗净后切成块。

2. 将南瓜块放入锅中蒸至熟软，盛出后趁热压成泥（或用搅拌机搅打成糊）。

3. 将南瓜泥和米汤拌和均匀即可喂食。

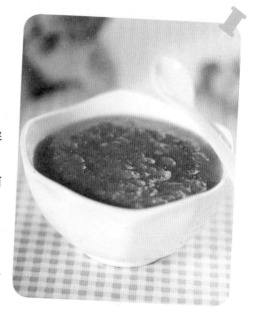

相关常识 南瓜加上米汤，非常适合作为婴儿初期的辅食添加。

·草莓苹果汁·

食材 苹果120克，草莓100克，柠檬70克

调料 白糖适量

步骤
1. 洗净的苹果切成块；洗净的草莓去除果蒂，改切成小块。
2. 将切好的水果倒入榨汁机，注入适量矿泉水，加入少许白糖，榨出果汁。
3. 取洗净的柠檬，挤入柠檬汁，快速搅拌一会，至混合均匀。
4. 断电后倒出搅拌好的果汁，装入碗中即成。

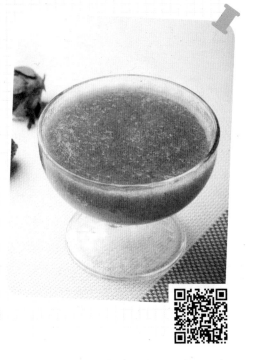

·鲜玉米糊·

食材 鲜玉米粒120克

调料 水淀粉少许

步骤
1. 将鲜玉米粒洗净。
2. 锅中放入适量水烧开，倒入鲜玉米粒，煮至熟软后倒入搅拌机中搅打成蓉。
3. 再倒入锅中，煮开后加少许水淀粉，继续搅拌呈糊状即可。

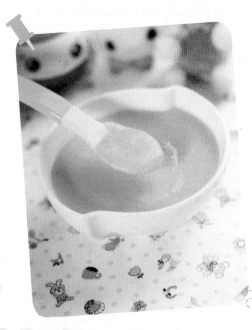

相关常识 也可以将鲜玉米棒用礤子直接礤成碎末后煮熟。

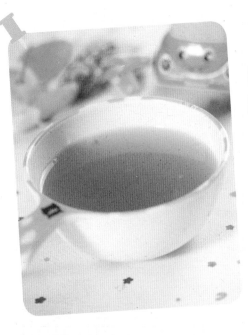

·苋菜米汤·

食材 苋菜50克，大米30克

步骤
1. 大米淘洗干净，浸泡30分钟。
2. 将大米放入炖锅内，加入适量水，大火煮开转小火煮40分钟，焖10分钟。
3. 煮好的粥过筛，只取米汤，待用。
4. 将苋菜去老叶及根，洗净后切成小段备用。
5. 锅中加少许水烧沸，下入苋菜段煮约2分钟，滤出苋菜汁。
6. 将苋菜汁与米汤混合即可。

·豌豆小米豆浆·

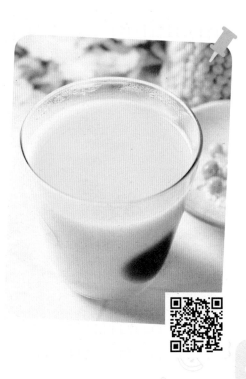

食材 小米40克，豌豆50克

步骤
1. 将豌豆倒入碗中，放入小米，加入清水，搓洗干净。
2. 将洗好的材料倒入滤网中，沥干水分。
3. 把洗好的材料倒入豆浆机中，注清水至水位线。
4. 待豆浆机运转约15分钟，即成豆浆。
5. 将豆浆机断电，取下机头滤取豆浆。将滤好的豆浆倒入碗中，撇去浮沫即可。

幼 儿期：吃得全面，长得高

·小麦玉米豆浆·

食材 水发黄豆40克，水发小麦20克，玉米粒15克

步骤
1. 将小麦、黄豆倒入碗中，注入适量清水，搓洗干净；把洗好的食材倒入滤网，沥干水分。
2. 将食材倒入豆浆机中，再加入洗净的玉米粒，注入适量清水。
3. 待豆浆机运转约20分钟，即成豆浆；把豆浆倒入滤网，滤取豆浆，然后倒入杯中即可。

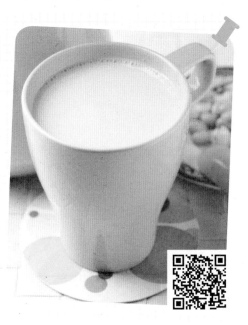

·虾仁馄饨·

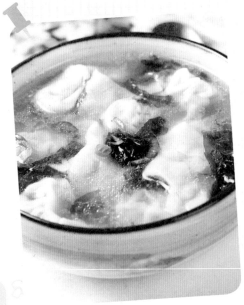

食材 馄饨皮70克，虾皮15克，紫菜5克，虾泥60克，猪肉末45克

调料 盐2克，生粉、胡椒粉各3克，芝麻油、食用油各适量

步骤
1. 把虾泥、肉末装碗，加入盐、胡椒粉、生粉，淋入芝麻油，拌匀，腌渍约10分钟；取馄饨皮，放馅料，制成馄饨生坯。
2. 开水中撒上紫菜、虾皮，加盐、食用油，略煮；放入馄饨生坯，大火煮至其熟透即可。

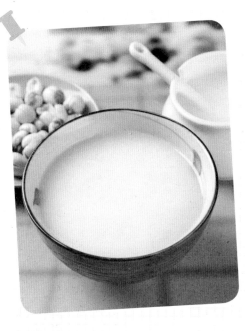

·莲子奶糊·

食材 水发莲子10克，牛奶400毫升

调料 白糖适量

步骤
1. 将莲子、牛奶倒入豆浆机，加入白糖。
2. 待豆浆机运转约20分钟，即成米糊。
3. 将豆浆机断电，取下机头。
4. 将煮好的米糊倒入碗中。
5. 待凉后即可食用。

·粉蒸胡萝卜丝·

食材 胡萝卜300克，蒸肉米粉80克，黑芝麻10克，蒜末、葱花各少许

调料 盐2克，芝麻油5毫升

步骤
1. 洗净去皮的胡萝卜切丝，倒入碗中；加入盐，倒入蒸肉米粉，搅拌片刻，装入蒸盘中。
2. 蒸锅中注开水，放入蒸盘，盖上锅盖，大火蒸5分钟至入味；揭盖，取出。
3. 将胡萝卜倒入碗中，加入蒜末、葱花，撒上黑芝麻，再淋入芝麻油，搅匀后装盘即可。

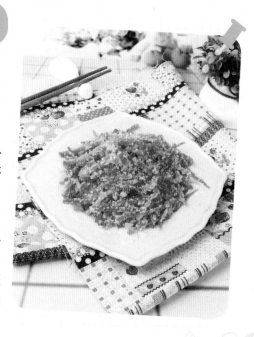

·草莓土豆泥·

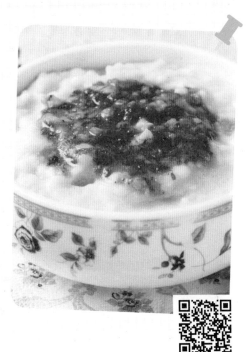

食材 去皮土豆170克，牛奶50毫升，黄油、奶酪各适量

步骤
1. 土豆切成薄片，装入盘中；草莓去蒂，剁成泥，备用。
2. 蒸锅注开水，放入土豆片，放入少许黄油，中火蒸10分钟。
3. 揭开锅盖，取出蒸好的食材，放凉待用。
4. 把土豆片倒入碗中，捣成泥状，放入适量奶酪。
5. 注入牛奶，取个小碗，盛入拌好的材料，点缀上草莓泥。

·小白菜拌牛肉末·

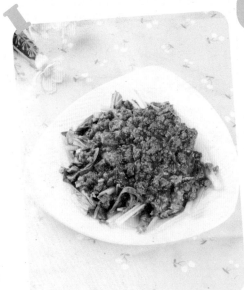

食材 牛肉100克，小白菜160克，高汤100毫升

调料 盐、白糖、番茄酱、水淀粉、食用油各适量

步骤
1. 将洗好的小白菜切段；洗净的牛肉剁成肉末；锅中注清水烧开，加食用油、盐，放入小白菜，焯1分钟，捞出，装盘待用。
2. 用油起锅，倒入牛肉末，炒香；加入高汤、番茄酱、盐、白糖，拌匀，倒入水淀粉，拌匀，装入小白菜的盘中即可。

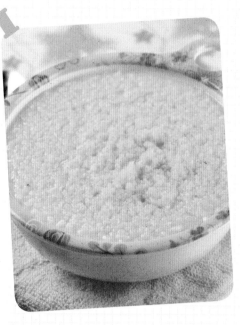

·花生小米糊·

食材 花生50克，小米85克，食粉少许

步骤
1. 锅中倒入适量水，加入少许食粉，倒入花生，烧开后煮至熟。
2. 煮好的花生捞出，去掉红衣。
3. 将花生放入木臼，压碎，压烂，倒入榨汁机中，磨成粉末。
4. 汤锅中注入适量清水烧开，倒入洗好的小米，转小火煮30分钟至小米熟烂。
5. 倒入花生末，拌匀，煮至沸腾；把煮好的米糊盛出，装入碗中即可。

·枣泥肝羹·

食材 西红柿55克，红枣25克，猪肝120克

调料 盐2克，食用油适量

步骤
1. 开水锅中放入西红柿，焯烫一会儿，捞出，去皮，切成小块。
2. 红枣去核，剁碎；猪肝切块；取榨汁机，选择绞肉刀座组合，倒入猪肝，将猪肝搅成泥。
3. 断电后将猪肝泥装入碗中，倒入西红柿、红枣，加盐、食用油，腌渍10分钟；将腌好的食材放入蒸锅中，蒸至熟即可。

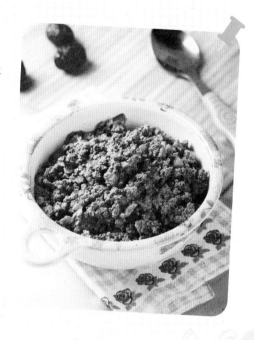

·胡萝卜豆腐泥·

食材 胡萝卜、豆腐各90克，蛋液80克

调料 盐少许，水淀粉3毫升

步骤
1. 胡萝卜切成丁，豆腐切小块；把胡萝卜放入烧开的蒸锅中，中火蒸至七成熟，把豆腐放入蒸锅中，继续用中火蒸至胡萝卜和豆腐完全熟透，取出；胡萝卜剁成泥状，豆腐用刀压烂。
2. 汤锅中注入适量水，放入盐，倒入胡萝卜泥、豆腐泥搅拌。
3. 倒入备好的蛋液，搅匀，煮开，加入适量水淀粉，快速搅拌均匀，盛出装入碗中即可。

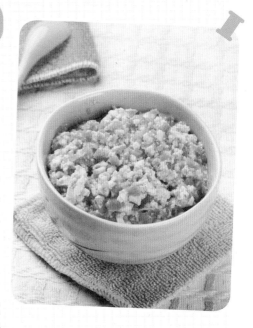

·麦粉红豆沙糊·

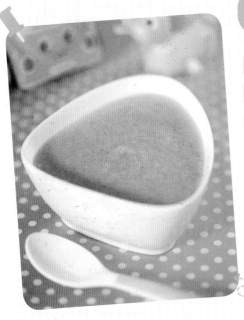

食材 婴儿麦粉、红豆沙各适量

调料 白糖少许

步骤
1. 婴儿麦粉加适量开水调好备用。
2. 红豆沙倒入锅中，加少许水煮熟。
3. 将煮好的红豆沙倒入麦糊中，加入少许白糖调匀即可喂食。

相关常识 红豆沙口感绵软，又利于消化，和麦粉同食，更使营养升级。

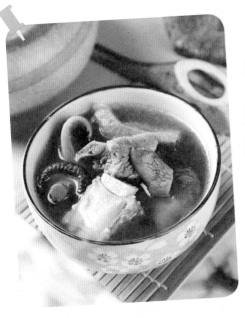

·元蘑骨头汤·

食材 排骨230克，水发香菇65克，水发元蘑70克，姜片少许

调料 盐、胡椒粉各适量

步骤
1. 洗净的元蘑撕成小块。锅中注入开水，放入洗净的排骨，汆煮片刻；关火后盛出汆煮好的排骨，沥干水分，装入盘中待用。
2. 砂锅中注入适量开水，倒入排骨、香菇、元蘑、姜片，拌匀。
3. 加盖，大火煮开后转小火煮至熟透，揭盖，加入盐、胡椒粉，稍稍搅拌至入味。
4. 关火后盛出煮好的汤即可。

·蛋黄藕粉·

食材 鸡蛋1个，藕粉适量

调料 白糖少许

步骤
1. 将鸡蛋入锅中加水煮至熟，捞出去壳，取蛋黄压碎备用。
2. 藕粉加水调匀，倒入锅中煮开，盛入碗中，撒入蛋黄碎。
3. 再加入白糖拌匀即可。

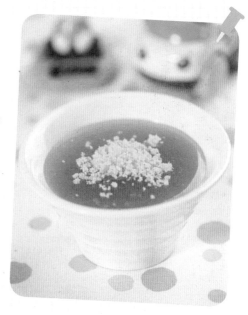

相关常识 能明显补血益气，增强人体免疫力，还能增强食欲、促进消化。

·松子银耳稀饭·

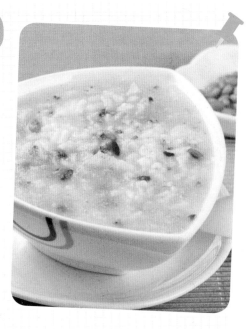

食材 松子30克，水发银耳60克，软饭180克

调料 盐少许

步骤
1. 热锅倒入松子，用小火炒香，盛出；将炒好的松子放入榨汁机，磨成粉末，装入小蝶中。
2. 把银耳切成小块。汤锅中注水，倒入银耳，大火煮沸，倒入软饭，煮开后转小火煮至软烂。
3. 倒入松子粉，拌匀，加入少许盐，拌匀调味。起锅，把煮好的稀饭盛出，装入碗中即可。

·土豆肉末粥·

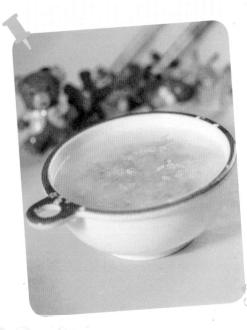

食材 大米50克，土豆30克，肉末25克，卷心菜15克

步骤
1. 大米淘净，浸泡半小时。
2. 土豆去净皮，剁成末；卷心菜洗净切末。
3. 将大米和水倒入锅中，煮沸后倒入土豆末、肉末，一同熬煮至米粒开花，加入卷心菜末，继续煮至粥稠肉烂即可。

相关常识 猪肉肉味鲜美，营养丰富，此粥荤素搭配，能补益强身。

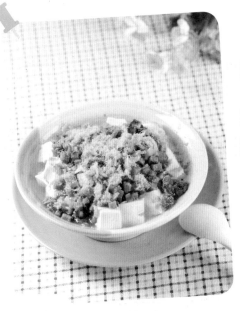

·肉松鲜豆腐·

食材 肉松30克，火腿50克，小白菜45克，豆腐190克

调料 盐3克，生抽2毫升，食用油适量

步骤
1. 将豆腐切成小方块，小白菜切成粒，火腿切成粒。
2. 锅中注水烧开，放入适量盐，倒入豆腐块，煮1分30秒，捞出沥干水分。
3. 用油起锅，倒入火腿粒，炒出香味，放入小白菜，炒匀；放生抽、盐，快速炒匀调味。
4. 关火，把炒制好的材料盛放在豆腐块上，放上肉松即可。

·鲈鱼粥·

食材 鲈鱼肉30克，粳米40克

调料 盐少许

步骤
1. 粳米淘洗干净，浸泡1小时；鲈鱼肉刮净鱼鳞，冲洗干净，入锅中加水煮熟，去鱼皮和刺。
2. 锅内放入清水和粳米，水沸腾后改小火。
3. 慢熬至米粒开花，加入鲈鱼肉一同煮至熟烂，加少许盐，拌匀即可。

相关常识 鱼肉的营养是其他食材取代不了的，吃鱼可促进大脑发育，增强抵抗力。

·小米芝麻糊·

食材 水发小米80克，黑芝麻40克

步骤
1. 取杵臼，倒入黑芝麻，捣成末。
2. 倒出捣好的芝麻，装盘待用。
3. 砂锅中注入适量清水烧开，倒入洗净的小米，搅拌匀。
4. 盖上盖，烧开后用小火煮约30分钟至熟。倒入芝麻碎，搅拌均匀。
5. 再盖上盖，用小火续煮约15分钟至入味。关火后盛出煮好的芝麻糊即可。

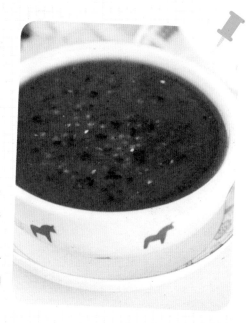

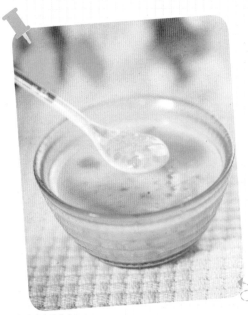

·牛奶西米露·

食材 牛奶1杯，西米20克，香蕉半根

调料 白糖少许

步骤
1. 西米用冷水浸泡20分钟。
2. 香蕉去皮，放入碗中，用勺子压成泥，备用。
3. 将西米连同浸泡的水一起倒入锅中，煮至西米呈透明状，加入牛奶和香蕉糊、白糖，再稍煮即可。

相关常识 西米浸泡的时间及烹饪时间均不宜太久，煮西米时要经常搅动。

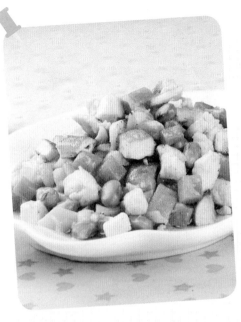

·鸡丁炒鲜贝·

食材 鸡丁肉180克，香干70克，干贝85克，青豆65克，胡萝卜丁75克，姜末、蒜末、葱段各少许

调料 盐、水淀粉、食用油各适量

步骤
1. 香干切丁；鸡丁装碗，加盐、水淀粉、食用油，腌渍10分钟。
2. 锅中注开水，放盐、食用油，倒入青豆、香干、胡萝卜，煮至断生；加干贝，煮至熟；捞出。
3. 用油起锅，放入姜末、蒜末、葱段，爆香，倒入鸡肉，炒香。
4. 倒入焯过水的食材，加盐，炒匀；将锅中材料盛出，装盘。

·鸡肝软饭·

食材 鸡肝20克，大米50克

调料 植物油、盐各少许

步骤
1. 将大米淘净，浸泡半小时左右，再入锅中蒸熟。
2. 将鸡肝切成片，用开水焯一下，捞出后剁成泥。
3. 锅内放少许植物油，下鸡肝泥煸炒，炒透入味后加适量水。
4. 当锅中水开后改小火，再把蒸过的米饭放入锅里拌匀，煮成软饭即可。

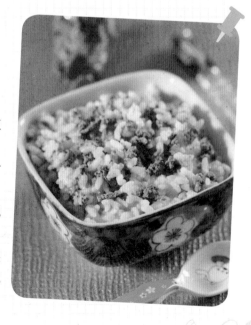

·枸杞蛋花粥·

食材 大米250克，枸杞3克，蛋液、葱花各少许

调料 盐适量

步骤 1. 砂锅中注入适量开水，倒入洗好的大米；盖上盖，大火煮开后转小火煮40分钟。

2. 揭盖，倒入枸杞，煮约10分钟至食材熟透，加入少许盐，拌匀。

3. 往锅中缓缓倒入蛋液，并不停搅拌，关火后盛出煮好的粥，装入碗中，撒上葱花即可。

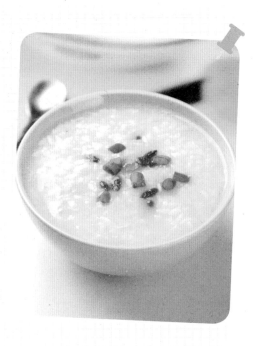

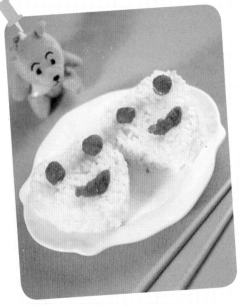

·胡萝卜软饭·

食材 胡萝卜50克，软米饭1碗

调料 盐少许

步骤 1. 胡萝卜去皮洗净，切成片。

2. 将胡萝卜片放入蒸锅中，蒸至用筷子能轻松穿透时盛出，放入碗中用勺子压成泥，加入少许盐拌匀。

3. 米饭搓圆后压扁，用模具压成心形，摆入盘中。

4. 将拌好的胡萝卜做成眼睛和嘴巴的形状，摆在米饭上即可。

儿童期长高特点：平稳长高期

儿童期孩子的身高增长依然较快，只是幅度较婴幼儿期放缓，身高增长速度趋于平缓。

1 关注孩子每年的身高增长

人的生长速度并不是均衡的，每个人都有自己的特点。一般每隔3~6个月要给孩子测量一次身高，每年增高5~7厘米属于正常，否则就需要带孩子就诊了。

2 预防孩子性早熟

在日常生活中，父母应注意观察孩子的生理变化，一旦发现孩子有性早熟倾向，除了要及时带孩子就医检查外，还要特别关注孩子的心理变化，帮助孩子适应自己身体的新变化。此外，在饮食方面，父母不应给孩子喝加工饮料、吃含性激素的食品或成人补品，如蜂王浆、人参、益母草、肉苁蓉等。

3 多参与户外活动

户外活动不但能训练孩子的运动能力和人际交往能力，还能促进新陈代谢，使孩子长更高。这一阶段，孩子的运动能力逐渐增强，家长要多鼓励孩子与同伴玩耍、参与学校的体育运动及家中的辅助运动。

学龄前期，是孩子骨骼生长的储备期，营养的提供仍然至关重要。学龄前孩子的营养应该以碳水化合物为主，蛋白质食物为辅，适当补充脂肪性食物，防止儿童因摄入过多脂肪而导致肥胖，增加骨骼的负担。此外，培养孩子健康的饮食习惯，让孩子不偏食、厌食，也可避免因钙摄入不足而造成的身材矮小、发育迟缓。

鼓励学龄前孩子跳舞、做幼儿体操、多参与户外游戏等，能加速血液循环，给骨骼组织输送更多的营养物质，使骨骼生长加速、骨质致密。但此时宝宝体力有限，对运动的耐受性差，运动时间、强度、方式等都要适合自己的孩子，不可超量、超时运动。

学龄期孩子，虽然生长进入平稳期，但是由于增加了学业任务，活动量也增大，所以营养的补充不能忽视，尤其是早餐，要品种丰富、营养全面；晚餐宜清淡，忌油腻，以免影响孩子的消化吸收，导致第二天早上食欲不佳。宜多吃含钙高及富含维生素D的食物，如海鱼、牛奶、猪肉、虾、土豆、苋菜等，为青春期骨骼的迅速生长打下基础。

学龄期：吃得健康，长得高

·紫甘蓝芹菜汁·

食材 紫甘蓝100克，芹菜80克

步骤
1. 洗好的芹菜切成段。
2. 洗净的紫甘蓝切成条，再切小块。
3. 取榨汁机，倒入切好的紫甘蓝、芹菜。
4. 加入适量纯净水，盖上盖，榨取蔬菜汁。
5. 将榨好的蔬菜汁倒入杯中。

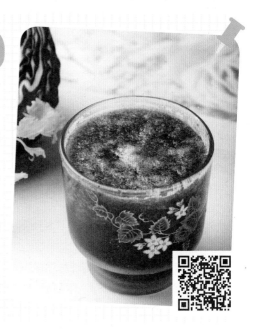

相关常识 芹菜有降血压的功效，比较适合高血压患者食用。

·猪血豆腐·

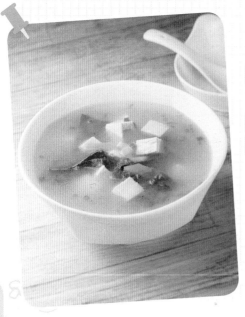

食材 豆腐50克，猪血50克，莴笋50克，葱1根

调料 鸡汤、盐各适量

步骤
1. 猪血、豆腐、莴笋分别洗净，切成小块；葱洗净切末。
2. 锅置火上，放入鸡汤烧沸，下入猪血块、豆腐块和莴笋块，煮熟后加盐调味。
3. 撒入葱末即可装盘食用。

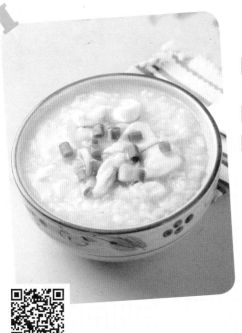

·草鱼干贝粥·

食材 大米200克，草鱼肉100克，水发干贝10克，姜片、葱花各少许

调料 盐、鸡粉、水淀粉各适量

步骤
1. 草鱼肉切薄片放入碗中，加盐、水淀粉，拌匀，腌10分钟。
2. 砂锅中注入适量清水烧开，倒入大米，大火煮开转小火煮20分钟；倒入备好的干贝、姜片，再加盖，续煮30分钟。
3. 放入腌好的草鱼肉。
4. 加入盐拌匀，略煮片刻，关火后盛出煮好的粥，装入碗中，撒上葱花即可。

·清炖黄颡鱼·

食材 黄颡鱼2条，葱花少许

调料 盐、料酒、高汤各适量

步骤
1. 将黄颡鱼去内脏和鳃，洗净，淋入少许料酒腌渍10分钟。
2. 锅中放入高汤烧沸，下入黄颡鱼。
3. 大火煮沸后改中小火，熬至鱼肉熟烂。
4. 加入盐调味，撒入葱花即可。

相关常识 黄颡鱼肉质细嫩，富含各种营养素和DHA，能促进宝宝大脑发育。

·排骨酱焖藕·

食材 排骨段350克，莲藕200克，红椒片、青椒片、洋葱片各30克，姜片、八角、桂皮各少许

调料 盐、老抽、生抽、食用油各适量

步骤
1. 莲藕切丁；锅中注入开水，倒入排骨，煮沸，捞出。
2. 用油起锅，放入八角、桂皮、姜片，爆香，倒入排骨，翻炒。
3. 加生抽，炒香，加适量水，放入莲藕、盐、老抽，煮沸。
4. 用小火焖35分钟，再加入青、红椒和洋葱，炒匀即可。

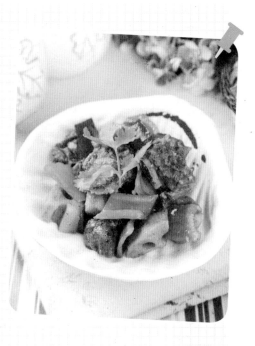

·菠菜吐司·

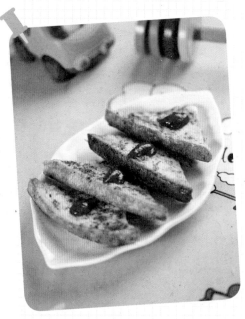

食材 菠菜30克，鸡蛋2个，吐司2片

调料 橄榄油、番茄酱各适量

步骤
1. 将菠菜洗净，入沸水中稍焯，捞出挤干水分后切成末。
2. 鸡蛋磕入碗中打散，加入菠菜末拌匀。
3. 吐司切成三角形备用。
4. 锅中倒入橄榄油烧热，将吐司片蘸上鸡蛋菠菜液，入锅中小火煎至两面焦黄，摆入盘中，淋入适量番茄酱即可。

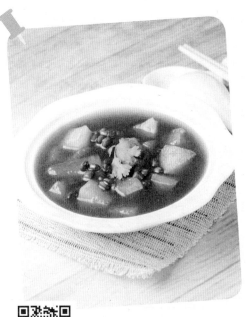

·冬瓜红豆汤·

食材 冬瓜300克，水发红豆180克

调料 盐3克

步骤
1. 洗净去皮的冬瓜切丁。锅中注入适量开水，倒入洗净的红豆，烧开后转小火炖至红豆熟软。
2. 揭开锅盖，放入冬瓜丁，再盖上盖，用小火再炖20分钟至食材熟透。
3. 揭盖，放入少许盐，拌匀。
4. 关火后盛出煮好的汤料，装入碗中即成。

·红珠肉丸·

食材 胡萝卜50克，猪瘦肉150克

调料 盐、芝麻油、清汤各适量

步骤
1. 将猪肉洗净，剁成末；胡萝卜去皮，切成碎末。
2. 将肉末、胡萝卜末加适量盐混拌均匀，搅拌起劲，再捏制成一个个小小的丸子。
3. 锅内加适量清汤烧沸，下入小丸子，再沸后转小火煮8分钟，出锅前淋少许芝麻油即可。

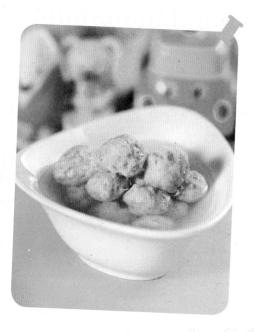

·双椒鸡丝·

食材 鸡胸肉250克，青椒75克，彩椒35克，红小米椒25克，花椒少许

调料 盐、水淀粉、食用油各适量

步骤
1. 将青椒、彩椒、鸡胸肉切成细丝；小米椒切小段；把肉丝装入碗中，加入少许盐、水淀粉，搅拌匀，再腌渍约10分钟。
2. 用油起锅，倒入肉丝，炒至其变色，撒上备好的花椒，炒出香味；放入红小米椒，炒出辣味。
3. 倒入青椒丝、彩椒丝，用大火炒至变软，加入少许盐，再用水淀粉勾芡即可。

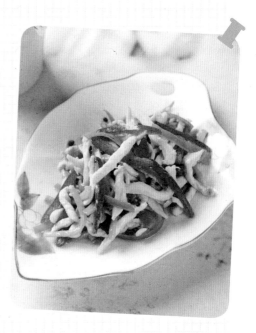

·美味蛋皮菜饭卷·

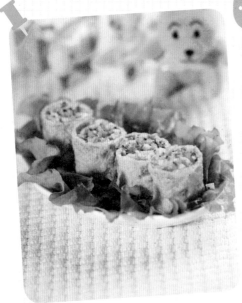

食材 鸡蛋1个，肉末、胡萝卜末、西蓝花末、黄瓜末各20克，米饭半碗

调料 盐、食用油各少许

步骤
1. 将鸡蛋磕入碗中，加少许盐打匀，然后倒入加了少许食用油烧热的平底锅中，摊成薄蛋皮。
2. 锅中放少许食用油烧热，将肉末、胡萝卜末、西蓝花末、黄瓜末炒至快熟时，加入软米饭和少许盐，混合拌炒均匀。
3. 炒好的米饭平摊于鸡蛋皮上，卷成蛋卷，再切成小卷即可。

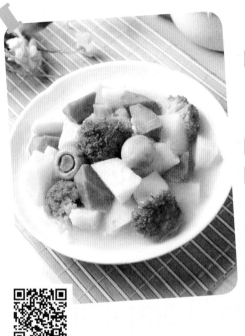

·奶油炖菜·

食材 春笋、去皮胡萝卜各80克，去柄口蘑50克，去皮土豆150克，西蓝花100克，面粉、奶油、黄油各适量

调料 盐、胡椒粉各适量

步骤
1. 胡萝卜、春笋、土豆切块，西蓝花切小朵；锅中注开水，倒入春笋，焯煮约20分钟，捞出。
2. 另起锅，倒入黄油，拌匀至溶化，加入面粉，拌匀；加热水，倒入春笋、胡萝卜、口蘑、土豆，用中火炖至食材熟透。
3. 放入西蓝花，加入盐、奶油、黑胡椒粉，拌匀即可。

·三鲜冬瓜盅·

食材 冬瓜200克，冬笋、香菇、口蘑各10克，肉馅50克，红椒半个

调料 植物油、盐、生抽、鲜汤、芝麻油、水淀粉各少许

步骤
1. 冬笋、香菇、口蘑全部洗净，切细末，与肉馅、植物油、盐、生抽拌匀成馅；红椒洗净后切细末备用。冬瓜洗净，削成圆柱形，将中间挖空，填入备好的肉馅，放入盘中，蒸10分钟取出。
2. 鲜汤烧沸，下入红椒末，沸后用水淀粉勾芡，加入芝麻油后出锅，淋在蒸好的冬瓜盅上即可。

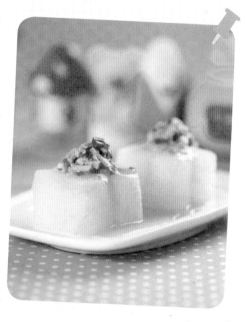

·山药木耳炒核桃仁·

食材 山药90克，核桃仁、水发木耳各40克，西芹、彩椒各60克，白芝麻少许

调料 盐、白糖、生抽、食用油各适量

步骤
1. 山药切片，木耳、彩椒、西芹切小块；锅中注开水，加入盐、油、山药，煮半分钟；加入木耳、西芹、彩椒，再煮半分钟，捞出。
2. 热油起锅，倒入核桃仁，炸香，加白糖，捞出，与白芝麻拌匀。
3. 热锅注油，倒入焯过水的食材，翻炒匀加入适量盐、生抽、白糖，炒匀；盛出锅中的食材，装入盘中，放上核桃仁即可。

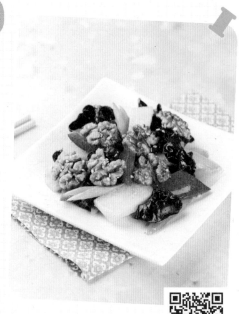

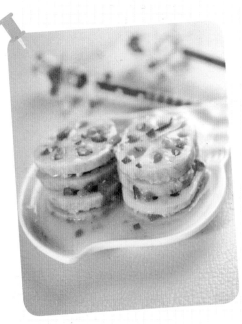

·蒸藕夹·

食材 去皮莲藕250克，猪肉馅200克，红椒10克

调料 盐、芝麻油、蚝油、水淀粉各少许

步骤
1. 将莲藕切成厚薄适中的片。
2. 肉馅中加入除水淀粉外的各种调料拌匀，将一片莲藕铺平，抹上拌匀的肉馅，再盖上一片藕片，即成藕夹。
3. 将剩下的藕片依次做好后放入蒸锅中，蒸20分钟左右至熟，装入盘中，浇上水淀粉勾芡的红椒芡汁即可。

·彩椒山药炒玉米·

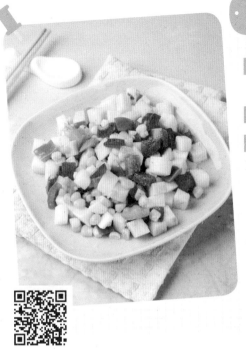

食材 鲜玉米粒60克，彩椒25克，圆椒20克，山药120克

调料 盐、白糖、水淀粉、食用油各适量

步骤
1. 彩椒、圆椒切块，山药切丁；锅中注入适量开水，倒入玉米粒，用大火略煮片刻，放入山药、彩椒、圆椒。
3. 加入少许食用油、盐，拌匀，煮至断生，捞出，沥干水分。
4. 用油起锅，倒入焯过水的食材，加入盐、白糖，炒匀。
5. 用水淀粉勾芡，关火后盛出炒好的菜肴即可。

·柠檬炒肉丝·

食材 猪瘦肉100克，竹笋、去皮胡萝卜各80克

调料 食用油、盐、淀粉、生抽、姜末各少许，柠檬汁1匙

步骤
1. 将猪瘦肉洗净切丝，加盐、淀粉、生抽腌渍一会儿；竹笋洗净切成薄片，胡萝卜切成条。
2. 锅中放食用油烧热，下入姜末爆香，放入肉丝炒散，加入竹笋片、胡萝卜片后一同翻炒至熟，加盐调味，再加入柠檬汁炒匀即可。

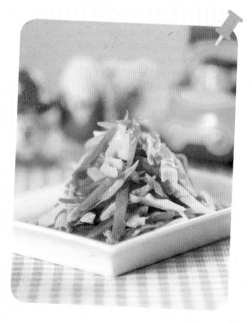

·春笋仔鲍炖土鸡·

食材 土鸡块300克，竹笋160克，鲍鱼肉60克，姜片、葱段各少许

调料 盐、胡椒粉各适量

步骤
1. 竹笋、鲍鱼肉切成片。
2. 锅中注水烧开，分别倒入竹笋、鲍鱼肉、土鸡块，略煮一会儿，捞出，沥干水分。
3. 砂锅中注入适量清水烧热，放入姜片、葱段、鸡块。
4. 倒入鲍鱼、竹笋，烧开后用小火炖约1小时至食材熟透，加入适量盐、胡椒粉，搅拌匀，煮至食材入味，关火后盛出即可。

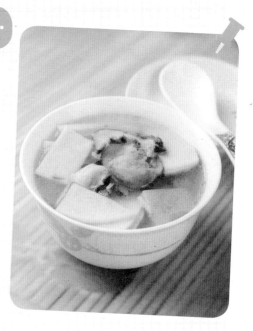

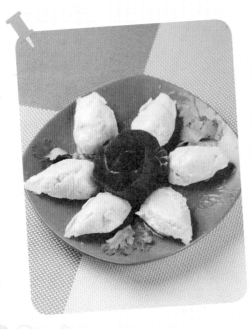

·三鲜鸡腐·

食材 鸡肉丁150克，豆腐80克，鸡蛋清1个，姜末、葱花各少许

调料 盐、水淀粉、食用油各适量

步骤
1. 将豆腐、鸡肉丁、蛋清倒入绞肉机搅成泥，加姜末、葱花拌匀。
2. 取数个小汤匙，蘸上食用油，放入鸡肉豆腐泥。
3. 再放入蒸锅中蒸5分钟后取出；从汤匙中取下鸡肉豆腐泥。
4. 用油起锅，加入清水、盐煮沸，用水淀粉勾芡，把调好的芡汁浇在鸡肉豆腐泥上即可。

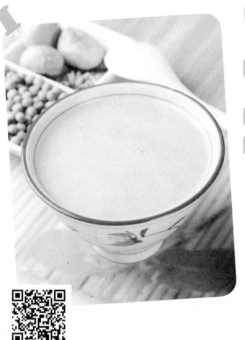

·板栗燕麦豆浆·

食材 水发黄豆50克，板栗肉20克，水发燕麦30克

调料 白糖适量

步骤
1. 板栗肉切成块；黄豆倒入碗中，放入燕麦，加适量清水，洗净后放入滤网，沥干。
2. 再倒入豆浆机中，加入板栗块，倒入适量清水
3. 待豆浆机运转约15分钟，即成豆浆。把榨好的豆浆倒入滤网，滤去豆渣。
4. 倒入碗中，加入适量白糖，搅拌均匀至其溶化即可。

·双菇粉丝肉片汤·

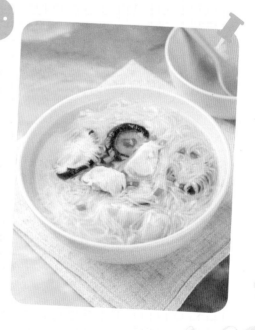

食材 水发粉丝250克，水发香菇50克，草菇60克，瘦肉70克，姜片、葱花各少许

调料 盐适量

步骤
1. 草菇切成小块，香菇去蒂，对半切开；洗净的瘦肉切成片。
2. 锅中注入适量热水，倒入步骤1的食材，撒上姜片，搅拌；盖锅盖，烧开后用小火煮至食材熟透；揭开锅盖，倒入粉丝。
3. 加入盐，大火煮至粉丝熟透，关火后盛出，装碗，撒上葱花。

·清蒸开屏鲈鱼·

食材 鲈鱼500克，姜丝、葱丝、彩椒丝各少许

调料 盐、料酒、胡椒粉、蒸鱼豉油、食用油各适量

步骤
1. 将鲈鱼切去背鳍、鱼头，背部切一字刀，切相连的块状；装碗，放入适量盐、料酒、胡椒粉，腌渍10分钟。
2. 把腌渍好的鲈鱼放入盘中，摆放成孔雀开屏的造型。放入烧开的蒸锅中，用大火蒸7分钟。
3. 把蒸好的鲈鱼取出，撒上姜丝、葱丝，再放上彩椒丝。
4. 浇上少许热油，最后加入蒸鱼豉油即可。

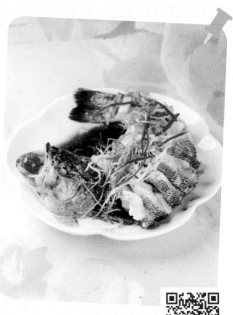

·红枣山药炖猪脚·

食材 猪蹄230克，红枣30克，去皮山药80克，姜片少许

调料 盐、胡椒粉、冰糖各适量

步骤
1. 山药切滚刀块；沸水锅中倒入猪蹄，汆一会儿，捞出沥干。
2. 锅中注入清水，倒入汆好的猪蹄，放入冰糖，用大火煮开。
3. 揭盖，倒入洗净的红枣、姜片，拌匀，炖30分钟。倒入山药，再炖60分钟至食材熟软。
4. 加入盐、胡椒粉，拌匀调味，关火后盛出即可。

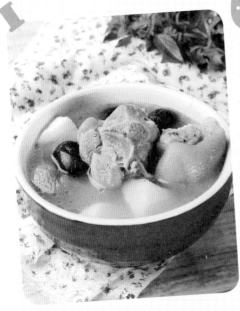

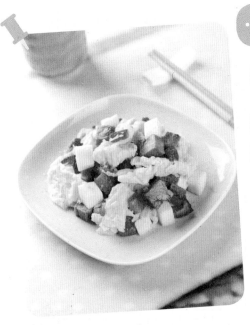

·春笋叉烧肉炒蛋·

食材 竹笋丁150克，彩椒丁40克，叉烧肉100克，鸡蛋2个

调料 盐、食用油各适量

步骤
1. 竹笋丁焯水，煮至断生。
2. 锅中放少许油，倒入鸡蛋液炒成蛋块，盛出。
3. 净锅再放少许油，倒入所有食材炒熟，加少许盐，炒入味后即可出锅。

·花生牛肉粥·

食材 水发大米120克，牛肉50克，花生米40克，姜片、葱花各少许

调料 盐少许

步骤
1. 洗好的牛肉切成丁；锅中注开水，倒入牛肉，氽去血水。
2. 砂锅中注入开水，放入氽好的牛肉、姜片和花生米；倒入大米，搅拌。盖上锅盖，烧开后用小火煮约30分钟至食材熟软。
3. 加入盐，撒上备好的葱花，搅匀，煮出葱香味，关火后盛出。

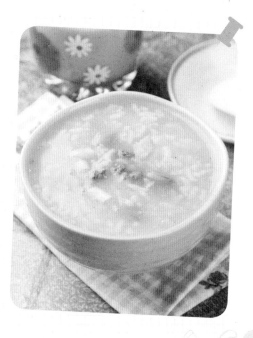

·乌梅茶树菇炖鸭·

食材 鸭肉400克，水发茶树菇150克，乌梅15克，八角、姜片、葱花各少许

调料 盐、鸡粉、料酒、胡椒粉各适量

步骤
1. 茶树菇切去老茎；锅中注入适量开水，倒入鸭肉，加少许料酒，煮沸余去血水，捞出沥干。
2. 锅中注入开水，倒入鸭肉，放入乌梅、姜片，加入茶树菇，淋料酒；烧开后用小火炖煮1小时至食材熟软。揭开盖，放入少许鸡粉、盐、胡椒粉。
3. 关火后盛出，撒入葱花即可。

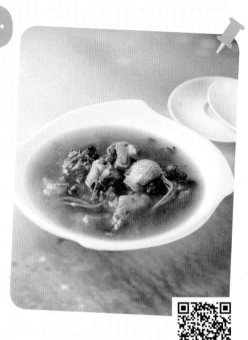

·南瓜拌饭·

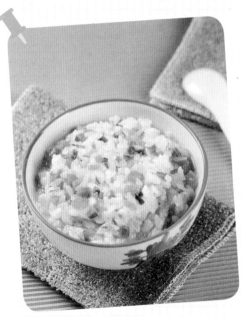

食材 去皮南瓜90克，芥菜叶60克，水发大米150克

调料 盐少许

步骤
1. 洗好的芥菜叶切成丝。
2. 洗净的南瓜切粒，放入碗中；大米倒入碗中，加清水；将两个碗放入烧开的蒸锅中，加盖，中火蒸20分钟；揭盖，取出。
3. 汤锅中注清水烧开，放入芥菜，煮沸，放入蒸好的米饭和南瓜，搅拌均匀。加入盐调味，盛出拌好的食材，装入碗中即可。

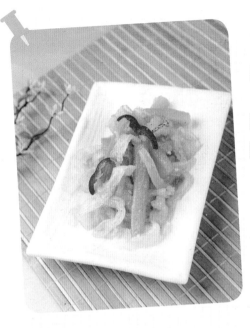

·凉瓜海蜇丝·

食材 水发海蜇丝150克，苦瓜90克，蒜末少许

调料 盐、白糖、陈醋、芝麻油各适量

步骤
1. 海蜇切段，苦瓜切粗丝。
2. 锅中注入适量开水，倒入海蜇，拌匀；捞出，放入清水中。
3. 沸水锅中倒入苦瓜，煮至断生，捞出，沥干水分，取一个大碗，倒入海蜇丝、苦瓜，拌匀。
4. 加入少许盐、白糖、陈醋、芝麻油，撒上蒜末，拌匀，至食材入味。
5. 将拌好的菜肴盛入盘中即可。

·鱿鱼蔬菜饼·

食材 去皮胡萝卜90克，鸡蛋1个，鱿鱼80克，葱花少许

调料 盐1克，生粉30克，食用油适量

步骤
1. 胡萝卜切碎；洗净的鱿鱼切丁；鸡蛋打散装入碗中，搅匀。
2. 取一个干净的碗，倒入生粉、胡萝卜碎、鱿鱼丁、鸡蛋；倒入葱花，倒入适量清水，拌匀。加入盐，搅拌成面糊。
3. 用油起锅，倒入拌好的面糊，煎约3分钟至底部微黄，翻面。
4. 关火后放凉，切小块，装盘。

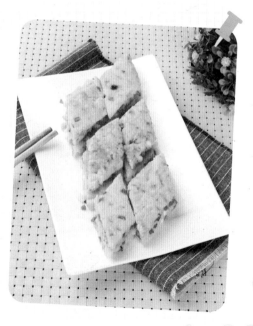

·可乐猪蹄·

食材 可乐250毫升，猪蹄400克，红椒15克，葱段、姜片各少许

调料 盐、白糖、生抽、水淀粉、芝麻油、食用油各适量

步骤
1. 红椒切片；洗好的猪蹄倒入沸水中，余去血水，捞出，沥干。
2. 热锅注油，放入姜片、葱段，炒香；倒入猪蹄，淋入生抽，倒入可乐，加入盐、白糖、炒匀。
3. 用小火焖至食材熟软后，夹出葱段、姜片，倒入红椒片，淋入水淀粉，炒匀，倒入芝麻油，炒出香味；关火，淋上味汁即可。

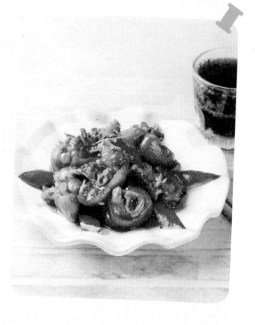

·开心果西红柿炒黄瓜·

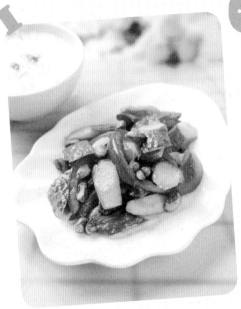

食材 开心果仁55克，黄瓜90克，西红柿70克

调料 盐、橄榄油各适量

步骤
1. 黄瓜切段；西红柿切小瓣。
2. 锅上淋入橄榄油，大火烧热。
3. 倒入黄瓜段，炒透，放入西红柿，翻炒一会儿，至食材变软。
4. 加入盐，炒匀调味，再撒上开心果仁，用中火翻炒一会儿，至食材入味。
5. 关火后盛出炒好的菜肴，装入盘中即可。

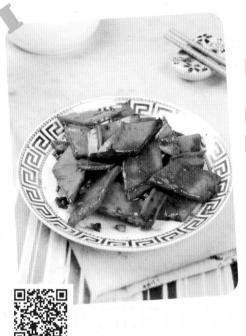

·小炒刀豆·

食材 刀豆85克，胡萝卜65克，豆瓣酱15克，蒜末少许

调料 白糖、水淀粉、食用油各适量

步骤
1. 胡萝卜切成菱形，刀豆切段。
2. 用油起锅，撒上蒜末，爆香；放入豆瓣酱，炒出香辣味。
3. 倒入切好的刀豆和胡萝卜，炒匀炒透，注入少许清水，翻炒至食材熟软；加入少许、白糖，淋上适量水淀粉。
4. 改中火翻炒匀，至食材入味。关火后盛出炒好的菜肴，装在盘中即可。

·嫩牛肉胡萝卜卷·

食材 牛肉270克，西红柿、胡萝卜各60克，鸡蛋1个，生菜、面粉各适量

调料 盐、胡椒粉、橄榄油各适量

步骤
1. 胡萝卜去皮、切成丝，西红柿切薄片，生菜切除根部。
2. 牛肉切片、装碗，打入蛋清，加1克盐、面粉，拌匀上浆，加橄榄油；胡萝卜装盘，加盐、胡椒粉，搅拌匀，均腌渍约10分钟。
3. 油锅中放入腌好的肉片，撒胡椒粉，煎至七八成熟，盛出，铺开，放上步骤1的食材，卷成卷。

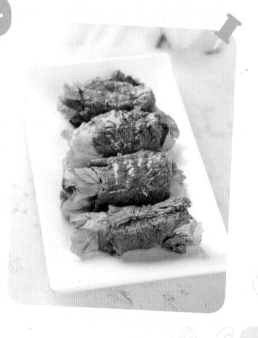

·上海青海米豆腐羹·

食材 上海青35克，海米15克，豆腐270克，葱花少许

调料 盐、水淀粉、食用油各适量

步骤
1. 豆腐切成小块，上海青切碎。
2. 锅中倒入适量食用油烧热，放入洗净的海米，炒香；注入适量清水，加入少许盐，倒入切好的豆腐，用中火煮至食材熟软。
3. 倒入上海青，煮至上海青变软。
4. 倒入适量水淀粉，搅拌至汤汁浓稠。关火后盛出豆腐羹，装入碗中即可。

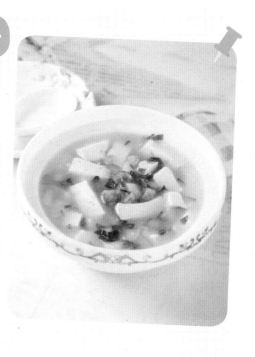

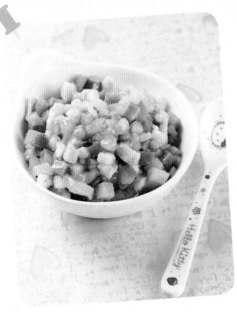

·五彩鸡米花·

食材 鸡胸肉85克，圆椒60克，哈密瓜50克，胡萝卜40克，茄子60克，姜末、葱末各少许

调料 盐、水淀粉、食用油各适量

步骤
1. 将食材均处理干净，切成丁。
2. 将鸡肉丁装碗，放入少许盐、水淀粉、食用油，腌渍3分钟。
3. 用油起锅，爆香姜、葱，放入鸡肉，翻炒至鸡肉转色。
4. 倒入剩下的食材，炒至熟透后加盐炒匀调味，装碗即可。

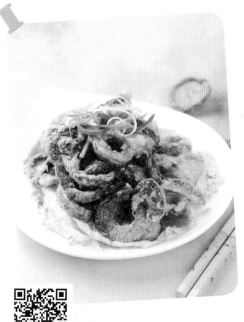

·爆素鳝丝·

食材 水发香菇165克，蒜末少许

调料 盐、鸡粉、生抽、陈醋、生粉、水淀粉、食用油各适量

步骤
1. 将香菇修成鳝鱼形状，装碗，加盐，拌匀；淋入水淀粉，再滚上生粉，制成素鳝丝生坯。
2. 热锅注油烧至四成热，放入生坯，中小火炸至材料熟透；关火后捞出，沥干油。用油起锅，放入蒜末，爆香，加适量清水、少许盐、鸡粉、生抽。
3. 淋上少许陈醋，用水淀粉勾芡，调成味汁，盛出浇在素鳝丝上即可。

·豆腐狮子头·

食材 老豆腐155克，虾仁末、鸡蛋液各60克，猪肉末75克，去皮马蹄、木耳碎各40克，葱花、姜末各少许

调料 盐、胡椒粉、生粉、芝麻油各适量

步骤
1. 老豆腐装碗，夹碎，放入切好的马蹄碎、虾仁末、肉末、木耳碎、葱花和姜末，倒入鸡蛋液。
2. 加入盐、胡椒粉，拌匀；倒入生粉，搅拌均匀成馅，用手取适量馅料挤出丸子状。
3. 再放入沸水锅中，煮约3分钟，加入盐，拌匀；关火后淋入芝麻油，搅匀，盛入碗中即可。

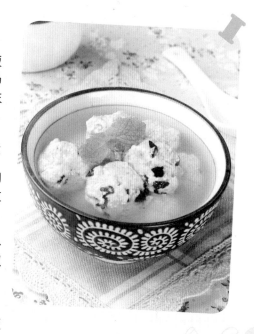

·牛肉南瓜汤·

食材 牛肉120克，南瓜95克，胡萝卜70克，洋葱50克，牛奶100毫升，高汤800毫升

调料 黄油少许

步骤
1. 将洋葱、胡萝卜、南瓜切成粒状，牛肉去除肉筋切成粒。
2. 黄油入锅，拌匀至其溶化；倒入牛肉，炒匀至其变色。
3. 放入洋葱、南瓜、胡萝卜，炒至变软。加入牛奶，倒入高汤。
4. 搅拌均匀，用中火煮约10分钟至食材入味，关火后盛出煮好的南瓜汤即可。

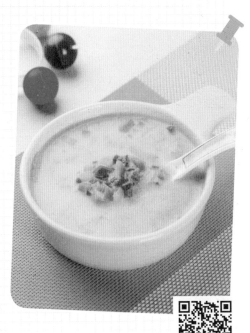

·奶香水果燕麦粥·

食材 燕麦片75克，牛奶100毫升，雪梨30克，猕猴桃65克，芒果50克

步骤
1. 洗净的雪梨去皮，去核，切成小块；猕猴桃、芒果分别去皮，切小块，备用。
2. 砂锅中注入适量清水烧开，倒入燕麦片，搅拌匀。
3. 盖上盖，用小火煮约30分钟至熟；揭盖，倒入牛奶，用中火略煮片刻。
4. 倒入切好的水果，搅拌匀，关火后盛出煮好的燕麦粥即可。

·白萝卜冬瓜豆浆·

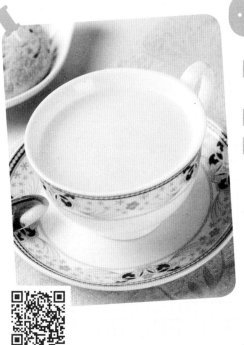

食材 水发黄豆60克，冬瓜、白萝卜各15克

调料 盐适量

步骤
1. 洗净去皮的冬瓜切成小丁块。
2. 洗好去皮的白萝卜切成小丁块。把已浸泡8小时的黄豆、冬瓜丁、白萝卜丁倒入豆浆机。
3. 注入适量水，至水位线即可。
4. 待豆浆机运转约15分钟，即成豆浆。将豆浆机断电，把煮好的豆浆倒入滤网，滤取豆浆。
5. 将豆浆倒入碗中，加少许盐，拌匀调味。

·南瓜花生蒸饼·

食材 米粉70克，配方奶300毫升，南瓜130克，葡萄干30克，核桃粉、花生粉各少许

步骤
1. 蒸锅中注开水，放入备好的南瓜，蒸约15分钟；揭盖，取出；将放凉的南瓜压碎，碾成泥状。
2. 把洗好的葡萄干剁碎，备用。
3. 南瓜泥中加核桃粉、花生粉、葡萄干、米粉拌匀，倒入配方奶，制成南瓜糊，装入蒸碗中。
4. 蒸锅中注清水烧开，放入蒸碗，用中火蒸约15分钟至熟，关火后取出蒸好的食材即可。

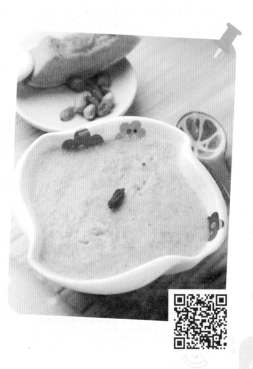

·糖醋菠萝藕丁·

食材 莲藕100克，菠萝肉150克，豌豆30克，枸杞、蒜末、葱花各少许

调料 盐、白糖、番茄酱、食用油各适量

步骤
1. 将菠萝肉、莲藕切成丁；锅中注开水，加入少许食用油，倒入藕丁、豌豆、菠萝丁，放入适量盐，煮至断生，捞出，沥干。
2. 用油起锅，倒入蒜末，爆香，倒入焯过水的食材，炒匀；加入适量白糖、番茄酱，翻炒。
3. 撒入备好的枸杞、葱花，翻炒片刻，炒出葱香味。将炒好的食材盛出，装入盘中即可。

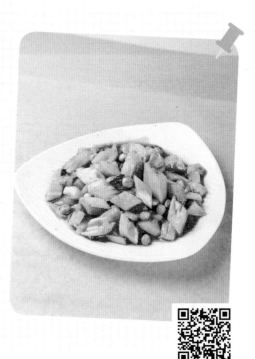

·菠菜小银鱼面·

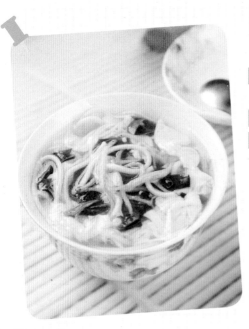

食材 菠菜60克，蛋液40克，面条100克，水发银鱼干20克

调料 盐、食用油各适量

步骤
1. 洗净的菠菜切段，面条折段。
2. 锅中注开水，放入食用油、盐，撒上银鱼干，煮沸后倒入面条。加盖，中小火煮约4分钟。
3. 揭盖，搅拌几下，倒入菠菜，续煮片刻。倒入备好的蛋液，边倒边搅拌，使蛋液散开，煮至液面浮现蛋花。
4. 关火后盛出煮好的食材即可。

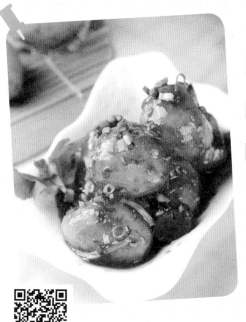

·红烧小土豆·

食材 去皮小土豆400克，姜片、蒜末、葱花各少许

调料 豆瓣酱、白糖、水淀粉、食用油各适量

步骤
1. 热锅注油，烧至五成热，放入小土豆，小火炸至金黄色；捞出，沥干；锅底留油，放入姜片、蒜末，爆香，加入豆瓣酱。
2. 倒入少许清水，调匀，煮至沸；放白糖，炒匀；倒入炸好的小土豆，小火焖至食材入味。
3. 淋入适量水淀粉，炒匀；关火后盛出，装盘撒上葱花即可。

·彩虹炒饭·

食材 米饭200克，火腿肠80克，红椒40克，豆角、青豆各50克，鲜玉米粒45克，蛋液60克，葱花少许

调料 盐、食用油各适量

步骤
1. 洗净的红椒、豆角切丁，火腿肠切丁；锅中注开水，放入青豆、玉米粒、豆角，拌匀，焯片刻，至食材断生，捞出沥干。
2. 用油起锅，倒入蛋液，炒熟，加入火腿肠；倒入焯好的食材，放入红椒、米饭，炒匀、炒散。
3. 放入葱花，翻炒匀，关火后将炒好的食材盛入碗中即可。

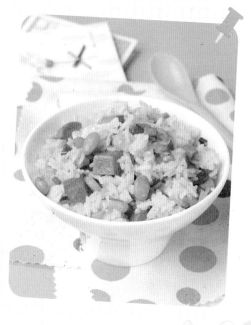

青春期长高特点：生长高峰期

青春期是孩子长高的第二个高峰期。大部分男孩身高增长最快的年龄为13～15岁，女孩为11～13岁。为了让孩子长得更高，家长尤其应注意孩子的身高变化、营养、运动和心理等问题。

1 关注孩子发育后的身高突增

女孩在乳房发育后1年左右，男孩在变声前，身高增长加速。女孩初潮后平均可再长5厘米，男孩变声后可再长5～10厘米。

2 睡眠、运动帮助孩子长得更高

充足的睡眠和适当的运动有助于青春期孩子的快速生长，尤其是运动，可显著增加孩子的生长速度（即使在初潮出现后也是如此），同时还能延长身高突增的持续时间。

3 为孩子减压

升学是青春期孩子面对的主要压力，加之父母的期望和念叨，青春期生理、心理的变化，都会加大孩子的压力。父母要理解孩子面对的压力，多与孩子沟通，同时尊重和适当引导孩子的行为，而非强制命令孩子遵从家长的想法行事。

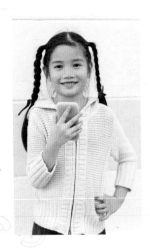
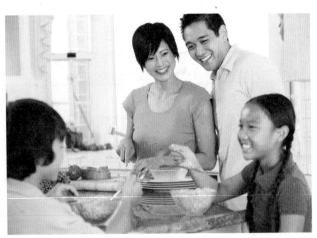

青春期：吃得恰当，长得高

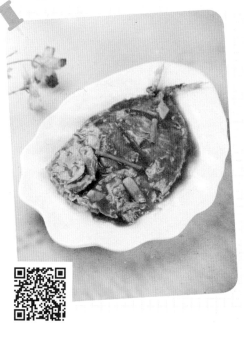

·香酥刀鱼·

食材 刀鱼300克，鸡蛋1个，姜片、葱段各少许

调料 盐、鸡粉、料酒、水淀粉、生抽、生粉、胡椒粉、食用油各适量

步骤
1. 刀鱼切上花刀；鸡蛋取蛋黄，加入盐、料酒、生粉，制成蛋糊。
2. 刀鱼裹上蛋糊，放入五六成热的油锅，中火炸至其呈金黄色。
3. 锅留少许油，爆香姜片、葱段，注入少许清水，加入盐、鸡粉、生抽、料酒、胡椒粉，拌匀煮沸，放入刀鱼，焖煮4分钟即可盛出。

·四喜蒸苹果·

食材 山楂糕25克，桂圆肉10克，苹果丁150克，糯米饭200克

调料 玫瑰酱、白糖各适量

步骤
1. 桂圆肉切碎，山楂糕切丁，放入蒸碗，加入苹果丁、玫瑰酱、白糖、糯米饭，拌匀。
2. 蒸锅中注入适量清水烧开，放入蒸碗。盖上盖，用大火蒸30分钟至食材熟透。
3. 揭盖，取出蒸碗，待稍微放凉后即可食用。

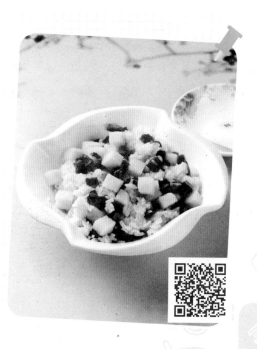

·茶树菇炒鸡丝·

食材 茶树菇250克，鸡肉200克，红椒45克，青椒30克，葱段、蒜末、姜片各少许

调料 盐、水淀粉、食用油各适量

步骤 1.红椒、青椒切条；鸡肉切丝装碗，加少许盐、水淀粉、食用油，拌匀，腌渍10分钟。

2.锅中注开水，倒入茶树菇，氽煮片刻，捞出沥干；热锅注油，倒入鸡丝，翻炒，倒入姜片、蒜末、炒香；倒入茶树菇，淋入少许清水，炒匀。淋上水淀粉，倒入葱段、辣椒，翻炒；关火。

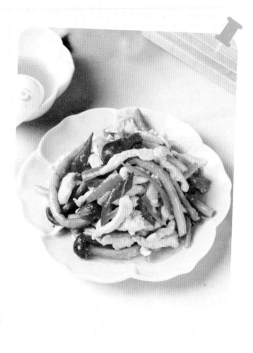

·苦瓜玉米粒·

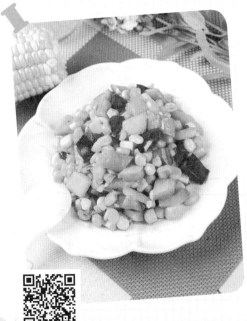

食材 熟玉米粒150克，苦瓜80克，彩椒35克，青椒10克，姜末少许

调料 盐、泰式甜辣酱、食用油各适量

步骤 1. 洗净的苦瓜切菱形块，洗好的青椒、彩椒切丁；同玉米粒一起倒入开水中；煮至全部食材断生后捞出，沥干水分，待用。

2.用油起锅，撒上姜末，爆香，倒入焯过水的食材，炒匀炒透。

3.加入少许盐，倒入甜辣酱，爆炒至食材熟软、入味。关火后盛出装盘中即可。

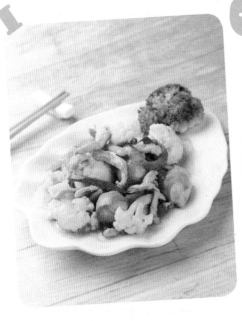

·草菇花菜炒肉丝·

食材 草菇70克，彩椒20克，花菜180克，猪瘦肉240克，姜片、蒜末、葱段各少许

调料 盐、蚝油、水淀粉、食用油各适量

步骤

1. 草菇切开，彩椒切成粗丝，花菜切小朵，猪瘦肉切成细丝。

2. 瘦肉装碗，加盐、水淀粉、少许食用油，腌10分钟；草菇、花菜、彩椒分别焯煮好，沥干。

3. 用油起锅，倒入肉丝，翻炒，放入姜片、蒜末、葱段，爆香。

4. 倒入沥干的食材，炒透，加盐、蚝油、水淀粉，翻炒，关火。

·西红柿青椒炒茄子·

食材 青茄子120克，西红柿95克，青椒20克，花椒、蒜末各少许

调料 盐、白糖、水淀粉、食用油各适量

步骤

1. 青茄子、西红柿、青椒切块。

2. 热油注锅，倒入青茄子，略炸一会儿；放入青椒，炸出香味，捞出，沥干待用。

3. 用油起锅，倒入花椒、蒜末，爆香，倒入炸过的食材，放入西红柿，炒出水分。

4. 加盐、白糖、水淀粉，翻炒匀即可。

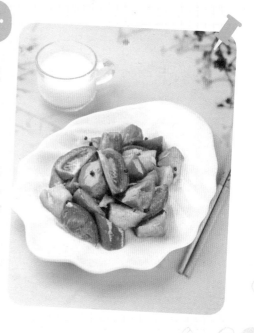

·莲藕菱角排骨汤·

食材 排骨300克，莲藕150克，菱角30克，胡萝卜80克，姜片少许

调料 盐、胡椒粉各适量

步骤
1. 菱角对半切开，胡萝卜、莲藕切块。锅中注入适量开水，倒入排骨块，氽去血水。
2. 砂锅中注入适量开水，放入排骨；大火煮15分钟后倒入切好的莲藕、胡萝卜、菱角，小火煮5分钟；放入姜片，用小火煮至食材熟透。
3. 加入盐、胡椒粉，拌匀。关火后盛出煮好的汤料即可。

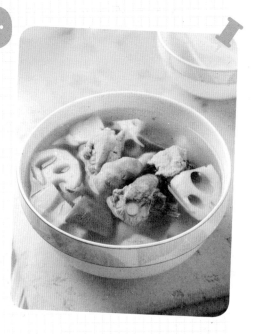

·南瓜烧排骨·

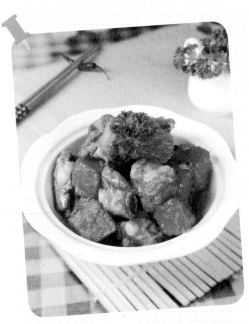

食材 去皮南瓜300克，排骨块500克，葱段、姜片、蒜末各少许

调料 盐、白糖、生抽、水淀粉、食用油各适量

步骤
1. 南瓜切块；排骨块倒入沸水中，氽片刻后捞出备用。
2. 用油起锅，入姜片、蒜末、葱段，爆香。放入排骨，炒匀。
3. 加入生抽、适量清水、盐、白糖，炒匀。加盖，煮20分钟；揭盖，倒入南瓜块，续煮10分钟至入味。
4. 加水淀粉，翻炒勾芡即可。

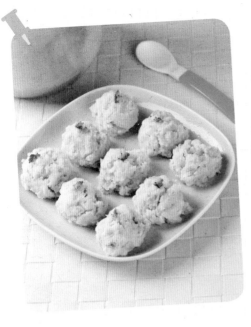

·蒸肉丸子·

食材 去皮土豆170克，肉末90克，蛋液少许

调料 盐、白糖、生粉、芝麻油各适量

步骤
1. 土豆切片，装盘，放入蒸锅，中火蒸至熟软后取出，压成泥。

2. 肉末倒入碗中，加少许盐、白糖；倒入蛋液、土豆泥，撒上少许生粉，拌匀至起胶。

3. 取蒸盘，抹上少许芝麻油，把土豆肉末泥做成丸子，放入蒸盘锅上火烧开，放入蒸盘，用中火蒸约10分钟至食材熟透。

4. 取出蒸盘，稍微放凉后即可。

·黄豆焖鸡翅·

食材 水发黄豆200克，鸡翅块220克，姜片、蒜末、葱段各少许

调料 盐、水淀粉、老抽、食用油适量

步骤
1. 鸡翅块装入碗中，放入盐、水淀粉，拌匀，腌渍15分钟。

2. 用油起锅，放入姜片、蒜末、葱段，爆香。倒入鸡翅，炒香，加入盐，炒匀；倒入清水，放入黄豆，老抽，炒匀上色。

3. 小火焖20分钟；揭盖，用大火收汁，倒入水淀粉勾芡。将锅中的材料盛出，装碗即可。

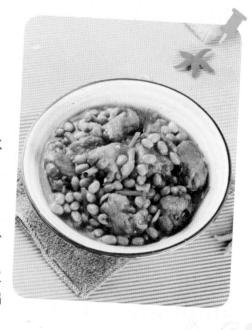

·西葫芦炒肚片·

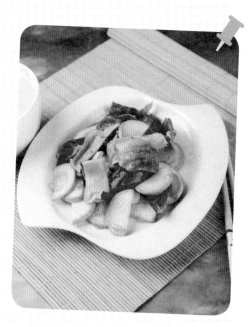

食材 熟猪肚170克，西葫芦260克，彩椒30克，姜片、蒜末、葱段各少许

调料 盐、白糖、水淀粉、食用油各适量

步骤 1. 将西葫芦切成片，洗好的彩椒切成块，熟猪肚用斜刀切片。

2. 用油起锅，倒入姜片、蒜末、葱段，爆香，倒入猪肚，炒匀。

3. 倒入彩椒，炒香。

4. 放入西葫芦，炒至变软。

5. 加入适量盐、白糖、水淀粉，炒匀入味即可。

·糟熘鱼片·

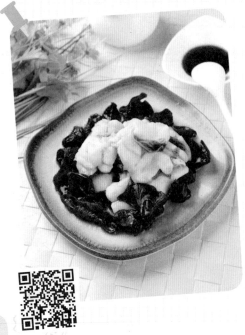

食材 草鱼肉300克，水发木耳100克，卤汁20毫升，姜片少许

调料 盐、鸡粉、胡椒粉、水淀粉、食用油各适量

步骤 1. 洗净的草鱼肉切片，装碗，加入盐、鸡粉、水淀粉，腌渍10分钟。

2. 鱼片倒入沸水中，略煮一会儿，捞出，沥干；热锅注油，放入姜片，爆香，倒入卤汁、清水；放入洗好的木耳，拌匀。

3. 加鸡粉、胡椒粉，搅匀。倒入鱼片，略煮一会儿即可。

·西蓝花炒鸡脆骨·

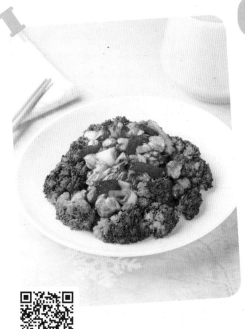

食材 鸡脆骨200克，西蓝花350克，大葱25克，红椒15克

调料 盐、鸡粉、料酒、生抽、老抽、蚝油、食用油各适量

步骤
1. 西蓝花切小朵，大葱切段，红椒切小块；沸水锅中加少许食用油，将西蓝花焯煮1分钟后捞出。
2. 锅中注入适量开水，加入盐、料酒，倒入鸡脆骨，余水，捞出。
3. 用油起锅，倒入红椒、大葱，爆香，放入鸡脆骨，炒匀。淋入少许生抽、老抽、料酒，加蚝油、盐、鸡粉，炒匀，再用水淀粉勾芡。取盘，摆好西蓝花再盛入材料。

·豉香葱丝鳕鱼·

食材 鳕鱼230克，葱丝、红椒丝各少许

调料 蒸鱼豉油、盐、料酒、食用油各适量

步骤
1. 将处理好的鳕鱼装入碗中，加入盐、料酒，拌匀，腌入味。
2. 取出电蒸锅，将腌好的鳕鱼装入盘中，再放入电蒸锅中，蒸约12分钟至熟。
3. 取出蒸好的鳕鱼，撒上葱丝、红椒丝，淋上蒸鱼豉油。
4. 热锅注油，烧至六七成热。
5. 将烧好的热油淋在鳕鱼上即可。

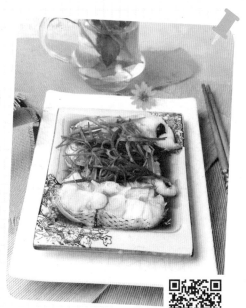

·银鱼蒸粉藕·

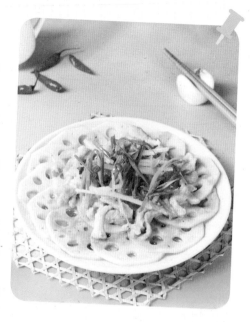

食材 莲藕250克，银鱼30克，瘦肉100克，葱丝、姜丝各少许

调料 盐、水淀粉、生抽、食用油各适量

步骤
1. 莲藕切成片，瘦肉切成丝；肉丝装入碗中，加盐、水淀粉，注入少许食用油，腌渍片刻。
2. 将莲藕整齐摆在蒸盘上，依次放上肉丝、银鱼，待用。蒸锅上放入蒸盘，大火蒸至熟透。
3. 在菜肴上摆上姜丝、葱丝。热锅注油，烧至六成热。
4. 浇上热油，将生抽淋在菜肴上即可。

·蒸鱼蓉鹌鹑蛋·

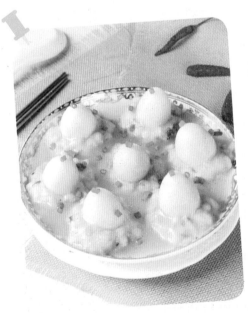

食材 熟鹌鹑蛋300克，鱼蓉150克，蛋清25克，葱花、姜末各少许

调料 盐、水淀粉、白胡椒粉各适量

步骤
1. 取碗，倒入鱼蓉、姜末、葱花、蛋清；加盐、白胡椒粉、水淀粉，拌匀。
2. 将鱼蓉抓成多个团状，摆放在盘中，放上鹌鹑蛋，置于蒸锅中，蒸至熟后取出。
3. 锅中加入清水、盐、白胡椒粉、水淀粉，调成芡汁，浇在食材上即可。

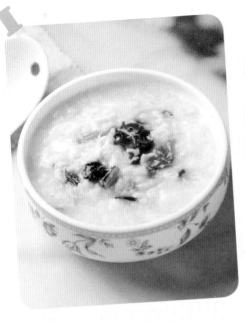

·鸡蛋木耳粥·

食材 蛋液40克，大米200克，水发木耳10克，菠菜15克

调料 盐适量

步骤
1. 锅中注开水，将菠菜焯水之后捞出，切成均匀的小段。
2. 砂锅中注入适量清水，用大火烧开，倒入洗净的大米，搅匀。
3. 烧开后转小火煮40分钟。倒入洗好的木耳，续煮一会儿，加入少许盐，搅匀调味。
4. 放入菠菜，倒入蛋液，搅拌均匀；关火后将煮好的粥盛出，装入碗中即可。

·南瓜枸杞燕麦豆浆·

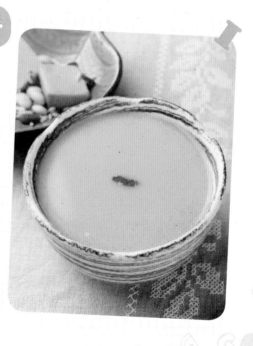

食材 去皮南瓜80克，枸杞15克，水发黄豆45克，燕麦40克

调料 冰糖适量

步骤
1. 南瓜切成块；已浸泡8小时的黄豆倒入碗中，放入燕麦，加清水，搓洗干净，滤干水分。
2. 洗好的食材倒入豆浆机中，放入南瓜、枸杞、冰糖，待豆浆机运转约20分钟，即成豆浆。
3. 将豆浆机断电，取下机头，滤取豆浆。将滤好的豆浆倒入碗中，撇去浮沫即可。

·清味莴笋丝·

食材 去皮莴笋100克，姜丝、蒜末、胡萝卜丝、葱段各少许

调料 盐、白糖、水淀粉、食用油各少许

步骤 1. 将洗净的莴笋切片，切成丝。

2. 锅置大火上，注油烧热，倒入蒜末、胡萝卜丝、姜丝爆香。

3. 再倒入莴笋炒约1分钟至熟。

4. 加入盐、白糖调味，加入少许水淀粉勾芡。

5. 淋入少许熟油，撒入葱段炒匀。将炒熟的莴笋丝盛入盘内，即可食用。

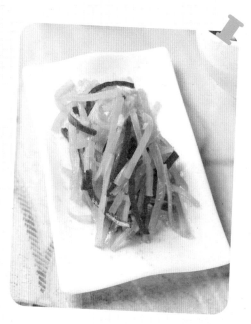

·娃娃菜煲·

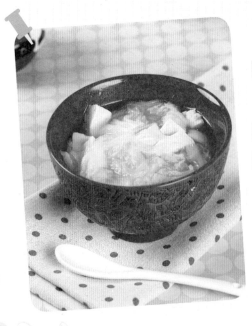

食材 豆腐块140克，娃娃菜120克，水发粉丝80克，高汤200毫升，姜末、蒜末、葱丝各少许

调料 盐、食用油各适量

步骤 1. 洗好的娃娃菜切块，粉丝切段，分别放入沸水中焯水后捞出。

2. 用油起锅，放入姜末、蒜末，爆香，倒入娃娃菜，炒匀；注入高汤，放入豆腐块，加盐，拌煮一小会儿；放入粉丝段，拌匀。

3. 取个干净的砂煲，盛入锅中的食材，旺火炖煮至熟透即可。

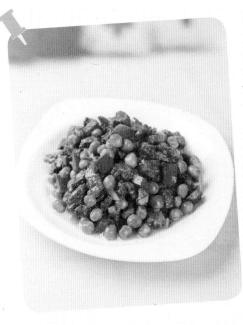

·豌豆炒牛肉粒·

食材 牛肉260克，彩椒20克，豌豆300克，姜片少许

调料 盐、食粉、水淀粉、食用油各适量

步骤
1. 彩椒切丁；牛肉切成粒，装入碗中，加入适量盐、食粉、水淀粉、食用油，腌渍15分钟。
2. 锅中注开水，加盐、食用油，豌豆、彩椒，焯煮至断生后捞出。
3. 热锅注油，下姜片，爆香，倒入牛肉，炒匀。
4. 倒入焯过水的食材，加入盐、水淀粉，炒匀即可。

·韭菜花炒虾仁·

食材 虾仁85克，韭菜花110克，彩椒10克，葱段、姜片各少许

调料 盐、白糖、水淀粉、食用油各适量

步骤
1. 韭菜花切长段，彩椒切粗丝；虾仁由背部切开，挑去虾线，装碗中，加盐、水淀粉，腌渍约10分钟。
2. 用油起锅，倒入虾仁，撒上姜片、葱段；炒至虾呈亮红色，倒入彩椒丝、韭菜花，大火炒至断生，转小火，加盐、白糖，倒入水淀粉勾芡即可。

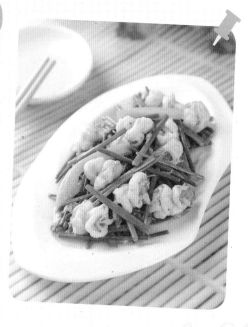

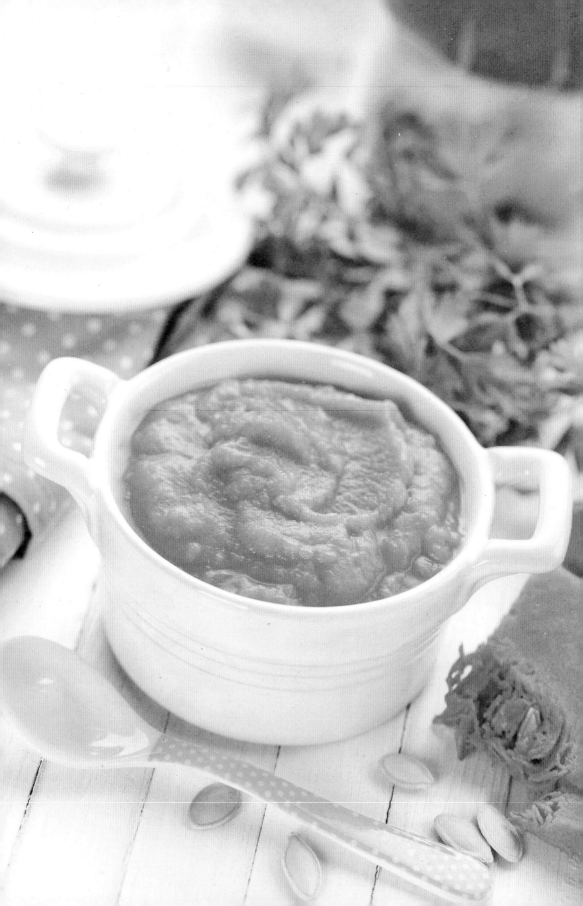

PART 4

养成良好的饮食习惯

要想宝宝长高高，

一日三餐吃好好。

良好的饮食习惯也会为宝宝长高加不少分呢。

早餐喷喷香，

开始宝宝一天的好时光；

午餐好味道，

米饭最营养；

晚餐别吃太饱，

规律生活睡得香。

孩子的精力是非常充沛的，

养成良好的饮食习惯不仅能为宝宝补充一天所需的营养，

还能让家长们省不少心呢。

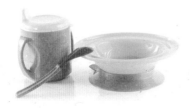

科学合理安排孩子的一日三餐

1 早餐

"一日之计在于晨"，一个好的早餐是开启一天生活的活力之源。

营养学家认为，好的早餐要包括四种类别的食物：

1. 提供热量的食物，主要是碳水化合物含量丰富的粮谷类食品，如面包、馒头等。

2. 提供蛋白质的食物，主要是肉类、禽蛋类食品，如鸡蛋、猪肉等。

3. 提供无机盐和维生素的食物，主要是蔬菜、水果，如生菜、橘子等。

4. 奶类与奶制品、豆制品。

如果早餐中含有其中三种食物，就算作是合格的早餐；如果只含有一种或两种食物，则是质量较差的早餐。早餐的热量分配占全天总量的 20% ~ 25%。早餐的食物加工，以容易消化又能刺激宝宝的食欲为佳。

2 午餐

午餐在一天三餐中为整天提供的热量和营养素都是最重的，分别占了 40%；对人在一天中体力和脑力的补充，起了承上启下的作用。

健康的午餐应具备三点：

1. 五谷为主。配合大量蔬菜、瓜类及水果，适量肉类、蛋类及鱼类食物，并减少油、盐及糖分。

2. 123 的比例。即食物分量的分配：六分之一是肉或鱼或蛋类，六分之二是蔬菜，六为之三是饭或面或粉（即三者比例是 1：2：3）。

3. 三低一高。即低油、低盐、低糖及高纤维。

妈妈们可以花更多的心思在午餐上，在保证营养的前提下，也能让孩子爱上吃饭。

3 晚餐

一天中的最后一餐，家长们需要精心安排，最好能选择易于消化、热量适中的食物，如豆制品、瘦肉、鱼类、菌类、蔬菜类等。

在这里，"晚吃少"的说法并不适合正处在生长发育中的儿童，因为晚餐距次日早晨的时间间隔有 12 个小时左右，虽说睡眠时无须补充食物，但孩子的生长发育却一刻也不会停止，夜间也是一样，仍需一定的营养物质。应坚持"晚餐吃少"的原则，但这个"少"指的是热量要少，而不是减少数量。

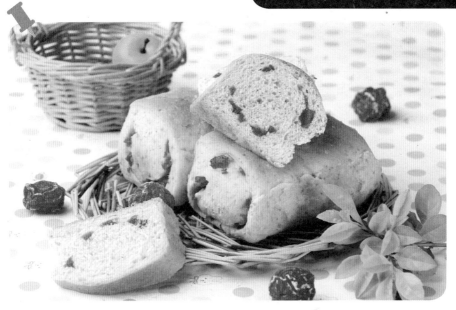

食材 全麦面粉 250 克，高筋面粉 250 克，酵母 5 克，细砂糖 100 克，水 200 毫升，鸡蛋 1 个，黄油 70 克，话梅碎 140 克

调料 盐适量

步骤

1. 将全麦面粉、高筋面粉倒在案台上，用刮板开窝。放入酵母，刮散到粉窝边，倒入细砂糖、水、鸡蛋，用刮板搅散。

2. 将材料混合均匀，再加入黄油，揉搓均匀，加入少许盐，混合均匀，揉搓成面团。

3. 取适量面团，揉匀；用擀面杖擀成薄的面饼，均匀地撒上话梅碎。

4. 将面皮卷起，卷成橄榄状，切成等长的三段。在模具内刷上一层黄油，将面团放进去，常温下发酵 2 个小时。

5. 上火调170℃，下火调200℃，定时烤25分钟，将发酵好的生坯放入预热好的烤箱内。待25分钟后取出，将吐司脱模，装入盘中即可。

营养搭配

 + + +

全麦话梅吐司　　糖水荷包蛋　　煮马蹄　　牛奶

麦香馒头·

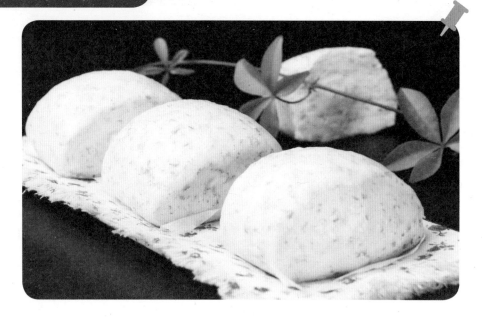

食材　低筋面粉630克，荞麦粉120克，泡打粉13克，酵母7.5克，猪油40克

调料　白糖、水各适量

步骤　1. 将低筋面粉倒在操作台上，开窝，倒上荞麦粉，放入白糖。

2. 把泡打粉、酵母倒在面粉上，倒入水，慢慢拌匀，并将周边面粉拌匀。

3. 用手按压揉匀，加入猪油，慢慢揉成面团，用擀面杖将面团擀平。将面皮从一端开始卷起，揉搓成长条状，用刀切成约3厘米长的段，揉圆。

4. 垫上包底纸，放入蒸笼，使其自然发酵60分钟。

5. 把蒸笼放入烧开的蒸锅中，用大火蒸5分钟至熟。取出蒸好的麦香馒头，装入盘中即可。

相关
常识　面粉含有蛋白质、碳水化合物、维生素、钙、铁、磷、镁等营养成分，具有养心益肾、健脾厚肠、除热止咳等功效。

 营养
搭配

 ＋ ＋ ＋

麦香馒头　　　红薯小米粥　　　拌香芹　　　雪梨枇杷汁

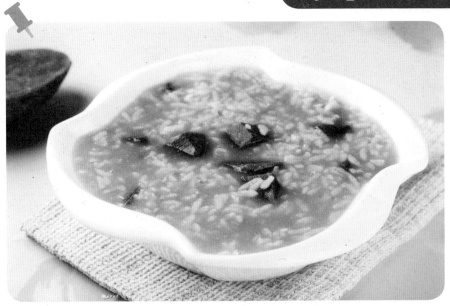

食 材 紫薯 120 克，燕麦 80 克，大米 100 克

调 料 白糖适量

步 骤 1. 洗好的紫薯切成片，再切条，改切成丁，备用。

2. 砂锅中注入适量清水烧开，倒入洗净的大米，搅散。

3. 再加入洗好的燕麦，搅拌匀。

4. 盖上盖，用小火煮 30 分钟，至食材熟软。

5. 倒入切好的紫薯，搅拌匀，用小火续煮 15 分钟，至全部食材熟透。
   出锅前用锅勺搅拌片刻，防止粘锅。

6. 关火后把煮好的粥盛出，装入汤碗中即可。

相关
常识 | 紫薯含有蛋白质、果胶、纤维素、氨基酸、花青素、维生素及多种矿物质，
具有降低胆固醇、预防高血压的功效，对高血压病患者的身体健康有利。

营养
搭配

 + + +

紫薯麦片粥　　　　白煮蛋　　　　小猪馒头　　　　西蓝花豆饮

松花蛋黑米豆浆

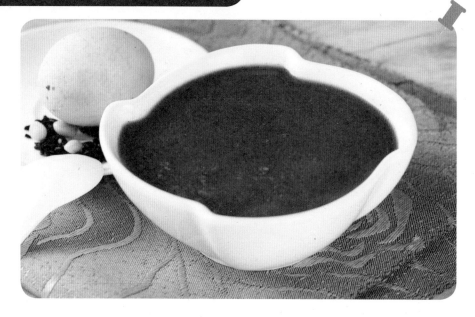

食材 水发黄豆40克，松花蛋1个，黑米55克

调料 白糖适量

步骤 1. 将松花蛋切成小块，装盘待用；黑米、黄豆倒入碗中，用手搓洗干净。

2. 将洗好的材料倒入滤网，沥干水分。把洗好的黄豆和黑米倒入豆浆机中，注入适量清水。

3. 待豆浆机运转约15分钟，即成豆浆。

4. 把煮好的豆浆倒入滤网，滤取豆浆。

5. 将滤好的豆浆倒入碗中，加入白糖，搅拌匀，待稍微放凉后即可饮用。

相关常识 黑米含有蛋白质、碳水化合物、B族维生素、维生素E、钙、磷、铁、锌等营养成分，具有滋阴补肾、补益脾胃、益气活血、养肝明目等功效。

 营养搭配

 +   + +

松花蛋黑米豆浆　　豆角包子　　苋菜枸杞绿豆粥　　拌三丝

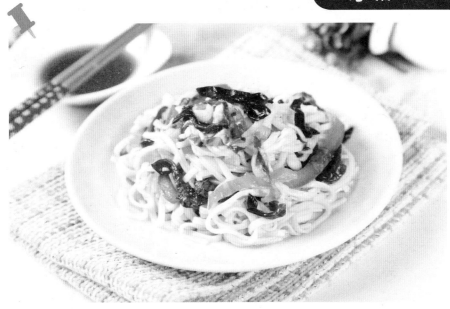

食 材 熟面条 300 克，黑木耳 50 克，白菜 85 克，蒜末、姜末各少许

调 料 盐、生抽、食用油各适量

步 骤 1. 将洗净的木耳、白菜切丝。

2. 用油起锅，倒入切好的黑木耳炒匀。

3. 撒上蒜末、姜末，炒出香味，倒入切好的白菜，炒至变软。

4. 倒入备好的熟面条。

5. 淋上生抽，加入盐，炒匀调味。关火后盛出炒面，装在盘中即成。

相关常识 白菜含有蛋白质、B 族维生素、维生素 C、膳食纤维以及钙、钾、磷、镁、锌等矿物质，具有促进消化、补充营养、提高人体免疫力等作用。白菜不仅营养价值较高，而且在食疗方面也有一定的贡献，如治秋冬肺燥咳嗽方：白菜与豆腐皮、红枣配伍，熬煮成汤汁，有清肺热的作用。另外，白菜用清水炖成汤品，有预防便秘、消除烦渴的功用。

营养搭配

 + + +

蔬菜炒面　　　荷包蛋　　　菠菜圣女果汁　　　南瓜丸子

水煮猪肝 ·

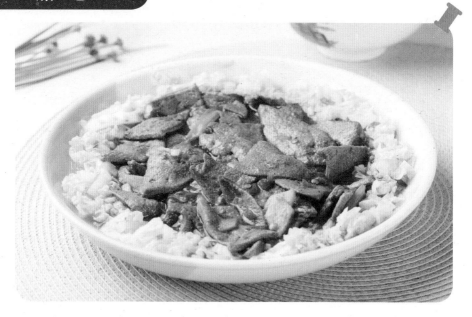

食 材 猪肝 300 克，白菜 200 克，姜片、葱段、蒜末各少许

调 料 盐、水淀粉、豆瓣酱、生抽、辣椒油、花椒油、食用油各适量

步 骤 1. 将白菜切成细丝；猪肝切开，改切成薄片。

2. 把猪肝放入碗中，加入适量盐、水淀粉，拌匀，去除腥味，腌渍 10 分钟至其入味。

3. 锅中注水烧开，倒入适量食用油、少许盐，倒入白菜丝，略煮片刻，拌匀，煮至熟软，捞出，沥干水分。

4. 用油起锅，倒入姜片、葱段、蒜末，爆香，放入豆瓣酱，炒散。倒入腌渍好的猪肝片，炒至变色。

5. 锅中注入少许清水，淋入生抽、盐、辣椒油、花椒油，拌匀，煮至沸。倒入少许水淀粉，用锅勺快速搅拌匀，关火后把煮好的猪肝盛入盘中即成。

营养搭配 ▶

 水煮猪肝 + 开水枸杞大白菜 + 宫保茄丁 + 胡萝卜黑豆饭

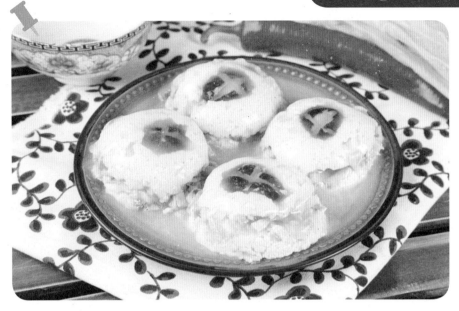

食材 马蹄 100 克，口蘑 70 克，玉兰片 30 克，去皮胡萝卜 40 克，豆腐 345 克，腐竹 45 克，水发香菇 15 克，蛋清 40 克

调料 盐、五香粉、水淀粉、芝麻油、食用油各适量

步骤 1. 马蹄、口蘑、腐竹、胡萝卜、玉兰片切成碎；香菇去蒂，划十字花刀，待用。

2. 准备碗，放入豆腐、蛋清、盐，搅拌成泥。

3. 另一碗，放入马蹄、口蘑、腐竹、玉兰片碎、盐、食用油、五香粉，搅拌成馅料。在备好的四个小碗中刷上油，放入香菇、适量的豆腐泥、适量胡萝卜碎、制好的馅料，再放入豆腐泥、剩余的胡萝卜碎。

4. 放入蒸锅，盖上盖子，蒸 15 分钟。热锅注水烧热，放入盐，烧开，再放入水淀粉勾芡均匀，淋上芝麻油，制成汤汁。

5. 揭开盖子，取出豆腐泥，倒盖在备好的盘中，淋上调好的汤汁即可。

营养搭配 + + +

四喜豆腐　　　丝瓜蒸羊肉　　　素炒三丝　　　三色骨头面

芝麻酱菠菜拌饭

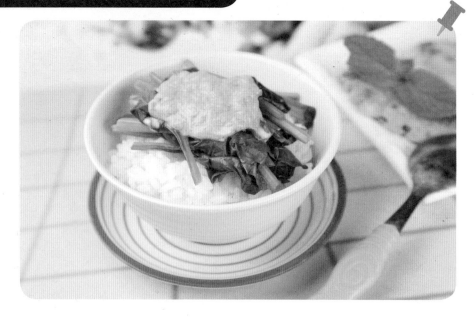

食材 菠菜 90 克，热米饭 100 克，芝麻酱 40 克

调料 盐、芝麻油各适量

步骤
1. 锅中注水烧开，倒入洗净的菠菜，焯约 1 分钟至断生。
2. 捞出焯好的菠菜，沥干水分，装盘。
3. 取空碗，倒入芝麻酱，倒入清水至稍稍没过碗底。
4. 淋入芝麻油，加入盐，制成麻酱。
5. 将焯好的菠菜放在米饭上，放上麻酱即可。

相关常识 菠菜含有叶绿素、膳食纤维、维生素K、铁等营养成分，具有补血、润肠通便、防癌抗癌、维护正常视力、增强抵抗力等功效。本品中的自制麻酱不仅不失风味，还卫生健康，食用时将菠菜和麻酱拌匀，菠菜也能吃出香醇浓厚的好滋味。

营养搭配

芝麻酱菠菜拌饭

+

鹌鹑莲藕汤

+

酥小鲫鱼

+

炝黄瓜条

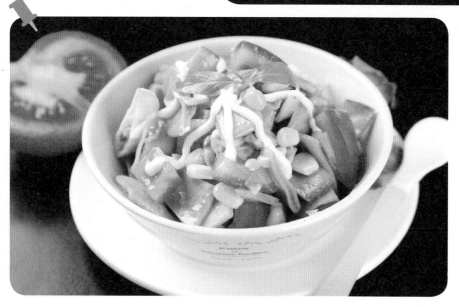

食材 扁豆 150 克，西红柿 70 克，玉米粒 50 克

调料 白醋、橄榄油、白胡椒粉、盐、沙拉酱各适量

步骤 1. 洗净的扁豆、西红柿切成块，待用。锅中注入适量清水，用大火烧开。

2. 倒入扁豆，搅匀，煮至断生，捞出，放入凉水中过凉后，沥干水分。

3. 把玉米倒入开水中，煮至断生，捞出，放入凉开水中过凉后沥干水分，备用。

4. 将放凉后的食材装入碗中，倒入西红柿，加入少许盐、白胡椒粉、橄榄油、白醋，搅匀调味。

5. 将拌好的食材装入盘中，挤上沙拉酱即可。

相关常识 西红柿含有蛋白质、碳水化合物、有机酸、纤维素、苹果酸等营养成分，具有祛斑美容、增强免疫力、增进食欲等功效。

营养搭配

 扁豆西红柿沙拉 + 桂花蜜糖蒸萝卜 + 三色饭团 + 清炖南瓜汤

茭白鸡丁

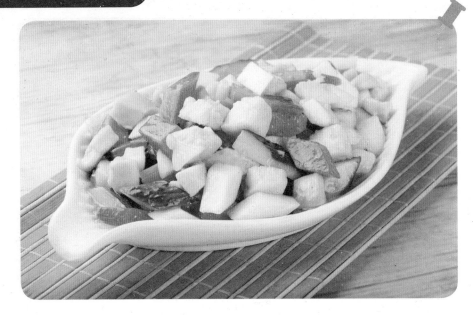

食 材 鸡胸肉 250 克，茭白 100 克，黄瓜 100 克，胡萝卜 90 克，圆椒 50 克，蒜末、姜片、葱段各少许

调 料 盐、水淀粉、食用油各适量

步 骤
1. 将胡萝卜、黄瓜、圆椒、茭白、鸡胸肉切成丁。将鸡丁装入碗中，放入少许盐、水淀粉、食用油，腌渍 10 分钟。

2. 锅中注入适量清水烧开，放入适量盐，汆煮胡萝卜、茭白，捞出，沥干水分。

3. 把鸡丁倒入沸水锅中，汆至变色，捞出，沥干水分。

4. 用油起锅，放入姜片、蒜末、葱段，爆香，倒入鸡肉丁，翻炒匀，倒入黄瓜丁、圆椒、胡萝卜、茭白，翻炒匀。

5. 加入适量盐，淋入适量水淀粉，快速翻炒均匀后关火，盛出炒好的菜肴，装入盘中即可。

 + + +

茭白鸡丁　　　牛奶莲子汤　　　金瓜杂菌盅　　　燕麦五宝饭

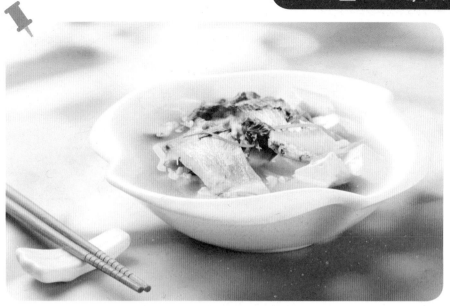

食材 鲫鱼 200 克，豆腐 100 克，葱花、葱段、姜片各少许

调料 盐、胡椒粉、食用油各适量

步骤 1. 备好的豆腐切成小块，处理干净的鲫鱼两面打上一字花刀，待用。

2. 用油起锅，倒入鲫鱼，稍煎一下，放上姜片、葱段，翻炒爆香。

3. 注入适量的清水，倒入豆腐块，稍稍搅拌片刻，大火煮开后转小火煮 8 分钟至汤色变白。

4. 加入盐、胡椒粉，拌匀入味，关火后将煮好的汤盛入碗中。

5. 撒上备好的葱花即可。

相关常识 豆腐含有烟酸、叶酸、铁、镁、钾、磷等成分，具有清热润燥、生津止渴、清洁肠胃等功效。而生姜有杀菌消炎、驱寒活血、促进食欲等功效，其有效成分为姜烯，有保护胃黏膜细胞的作用。

营养搭配

鲫鱼豆腐汤 + 茼蒿黑木耳炒肉 + 鱼香茄子烧四季豆 + 紫甘蓝拌饭

板栗烧鸡翅

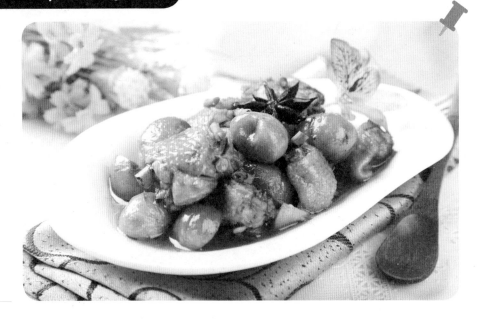

食材　鸡中翅（对半切开）350克，板栗仁160克，花椒5克，八角2个，蒜片、葱段各10克，姜片5克

调料　盐、白糖、生抽、老抽、植物油各适量

步骤　1. 热锅注油，放入姜片、葱段、蒜片，爆香。

2. 放入洗净切好的鸡中翅，煎约2分钟至微黄。

3. 加入老抽、生抽，翻炒约2分钟至鸡中翅着色均匀。

4. 倒入板栗仁，炒匀，注入适量清水，放入八角、花椒，加入白糖，搅匀。

5. 用大火煮开后转小火续煮30分钟，加入盐，炒拌均匀关火后盛出菜肴，装盘即可。

相关
常识　鸡翅含有大量可强健血管及皮肤的成胶原及弹性蛋白等，对血管、皮肤及内脏颇具效果。鸡翅内所含大量的维生素 A，对视力、生长、上皮组织及骨骼的发育，精子的生成和胎儿的生长发育都是必需的。

营养
搭配

板栗烧鸡翅　　　　糖醋藕片　　　　青椒墨鱼卷　　　　粢饭糕

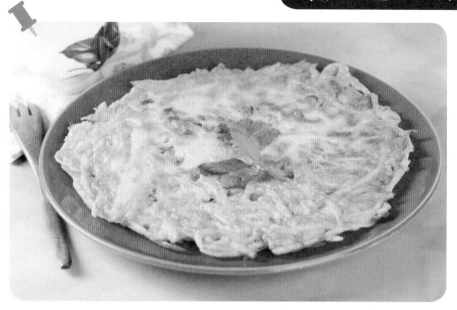

食材 土豆 120 克，培根 45 克，鸡蛋液 110 克，面粉适量，葱花少许

调料 盐、食用油各适量

步骤
1. 培根切成小方块，土豆切成细丝。

2. 锅中注水烧开，加入少许盐，倒入土豆丝，焯煮熟后捞出，沥干水分。取一个大碗，倒入焯过水的土豆，撒上葱花，倒入蛋液，拌匀。

3. 加入少许盐、适量面粉，倒入培根，拌匀成蛋糊。

4. 煎锅置于火上，加入少许食用油，烧热，倒入蛋糊，摊开铺匀，用中火煎出焦香味。将蛋饼翻面，用小火煎约 4 分钟至两面熟透。

5. 关火后盛出煎好的蛋饼，装入盘中即可。

相关常识 土豆含有蛋白质、淀粉、维生素 C、膳食纤维、钾、磷、镁等营养成分，具有和胃调中、健脾利湿、解毒消炎、益气强身等功效。

营养搭配

 煎土豆丝饼

+

 卤香鲍鱼

+

 小炒口蘑

+

 五彩拌饭

三文鱼寿司 ·

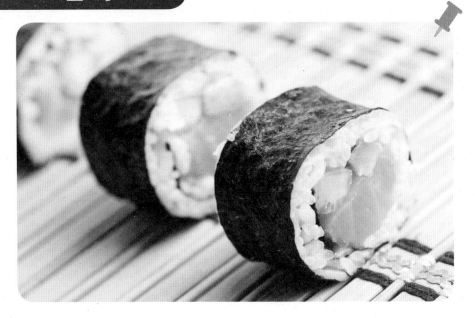

食材 三文鱼 500 克，大米 100 克，糯米 20 克，黄瓜 2 根，寿司紫菜 2 片

调料 寿司醋、寿司酱油、芥末膏、白糖、花雕各适量

步骤 1. 将大米和泡好的糯米混合，蒸熟，取出放入盆中，加入少许白糖和寿司醋，搅拌均匀，晾凉待用。

2. 将黄瓜切成条状，加入少许寿司酱油，腌渍 10 分钟。

3. 三文鱼切片，抹上少许花雕。

4. 将拌好的米饭、配菜、三文鱼切片均匀地放在寿司紫菜上，然后用寿司帘子从一端包裹。将包好的寿司卷切段，装盘。

5. 根据自己的口味沾上芥末膏即可食用。

> **相关常识** 三文鱼口感细腻鲜甜，可生吃或煎制，营养非常丰富，含有不饱和脂肪酸，能够软化血管，其本身也是低脂高蛋白的食材，是健身爱美人士的首选食材之一。

营养搭配 ▶

  三文鱼寿司 ＋ 草莓香蕉沙拉 ＋ 素味增汤 ＋ 墨鱼鲜虾乌冬面

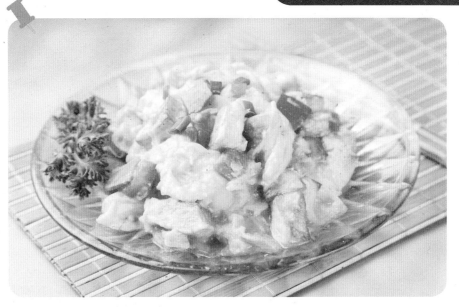

食材 豆腐 300 克，火腿 50 克，鸡蛋 2 个，香葱少许

调料 盐、食用油、红油豆瓣酱、料酒各适量

步骤
1. 将豆腐、火腿切成小块；鸡蛋打入碗中，加入少许料酒，搅拌均匀。

2. 用油起锅，倒入豆腐翻炒均匀，加入盐。

3. 豆腐炒成金黄色，加入鸡蛋液，将豆腐、火腿包裹。

4. 加入红油豆瓣酱，拌匀，炒出香味。

5. 加入香葱，炒匀，关火，将菜肴盛出即可。

相关
常识 | 鸡蛋里加入适量料酒，这样烧出的菜无腥味，尽量压碎豆腐炒成金黄色，这样口感才丰富。

营养
搭配 + + + +

黄金包白玉　　　猕猴桃炒虾球　　　鸭肉炒菌菇　　　大米饭

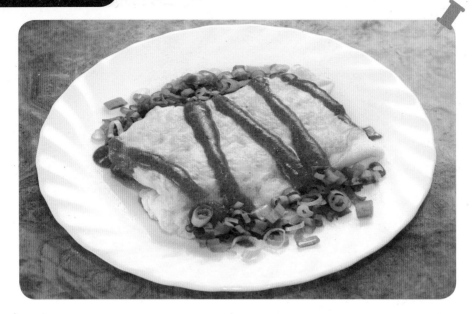

食 材 冷米饭 175 克，玉米粒 50 克，豌豆 35 克，胡萝卜粒 40 克，鸡蛋 2 个

调 料 盐、生抽、水淀粉、食用油、番茄酱、沙拉酱各适量

步 骤 1. 锅中注水大火烧开，倒入豌豆、玉米粒、胡萝卜粒，焯煮片刻至断生。

2. 热锅注油烧热，倒入玉米粒、豌豆、胡萝卜粒、米饭，炒匀。

3. 加入盐，淋入适量生抽，炒匀调味；将炒好的饭盛入盘中。往蛋黄中
   倒入适量水淀粉，拌匀，待用。

4. 另起锅，倒入蛋黄，摊成黄色蛋皮，将炒饭倒上，包起来。

5. 将煎好的蛋包饭盛出，摆好盘。在蛋皮上淋上沙拉酱、番茄酱即可。

**相关
常识** 鸡蛋含有蛋白质、维生素 B_2、维生素 B_3、生物素和钙、磷、铁等营养成分，
具有维护神经系统、修复人体组织、补充营养物质等作用。鸡蛋属于高蛋白
食品，对烹饪方法有较高的要求，煎鸡蛋时，一般选择中小火煎至七八成熟，
不仅口感好，而且营养也不会流失过多。

**营养
搭配 ▶**

 + + +

蛋包饭　　　　　秋葵玉米笋炒肉　　　　橙汁玉米鱼　　　　白灼木耳菜

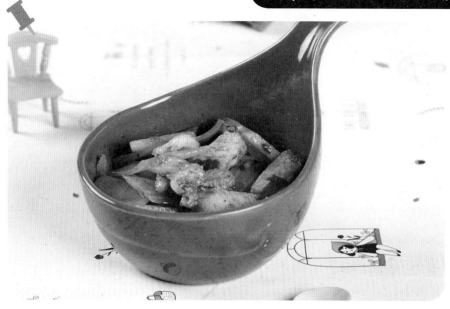

食材 莴笋180克，红椒10克，五花肉160克，姜片、蒜片、葱段各少许

调料 白糖、豆瓣酱、食用油各适量

步骤 1.锅中注水烧热，放入洗净的五花肉，烧开后用中火煮约20分钟后捞出，放凉待用。

2.莴笋切薄片，红椒切成块，放凉的五花肉切薄片，备用。

3.用油起锅，倒入五花肉，炒匀。倒入姜片、蒜片、葱段，爆香，放入豆瓣酱，快速翻炒均匀，倒入红椒，翻炒均匀。

4.放入莴笋片，翻炒均匀，至食材熟软。

5.加入少许白糖，炒匀调味。关火后盛出炒好的菜肴，装入盘中即可。

> **相关常识** 莴笋含有蛋白质、胡萝卜素、B族维生素、维生素C、钙、磷、铁等营养成分，具有改善睡眠、增强免疫力、养心润肺等功效，适宜少儿常食。

营养搭配   + + +

莴笋炒回锅肉　　丝瓜煮荷包蛋　　芥菜黄豆粥　　椰子油香煎干贝

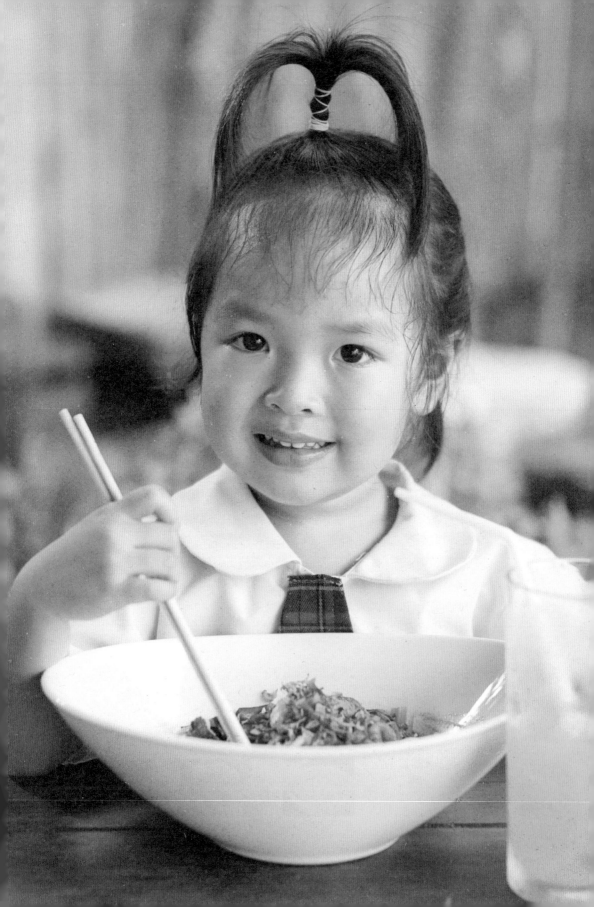

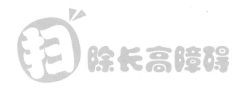

PART 5

扫除长高障碍

宝宝成长过程中，

难免会遇到各种各种的困扰，

身为宝宝的家长们，

看到这样的情况，

心里可着急了。

宝宝最好的家庭医生是父母，

父母了解宝宝成长过程中所会发生的一些常见疾病，

才能在宝宝难受的时候，

帮助宝宝扫清他成长过程中的各种障碍，

让宝宝健康、快乐地长高。

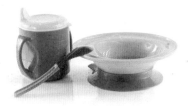

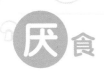

厌食

1 主要症状

厌食主要症状有呕吐、食欲不振、腹泻、便秘、腹胀、腹痛和便血等，严重者可导致营养不良、贫血、佝偻病及免疫力低下，出现反复呼吸道感染。当厌食伴随其他系统疾病出现时，若是神经性厌食，则还会出现精神萎靡、情绪低落、无力、怕冷等症状，最终影响儿童的智力和生长发育。

2 饮食调理

1. 多种食物搭配。遵循营养均衡的膳食原则，在饮食结构上采用荤素搭配、米面搭配、颜色搭配的方法。食谱常变、口味常变，增加新鲜感，刺激食欲。

2. 合理喂养。4 个月内的婴儿最好采用纯母乳喂养，之后再按顺序合理添加辅食，少给孩子添加含调料多的食物。

3. 饮食清淡，多吃健胃消食的食物。促消化、健脾的食物有胡萝卜、山楂、白萝卜、麦芽、豆浆、山药等。

4. 养成良好的饮食习惯。不让孩子挑食、偏食，少吃高糖、高脂的食物。

5. 忌吃生冷、油炸、辛辣的食物。

3 日常防护

1. 创造愉快的进食环境。给宝宝安排一个固定的地方进食，让孩子注意力集中，自己吃饭，父母要和蔼耐心地教导、劝说孩子进食。

2. 注意孩子的情绪变化，防止忧思惊恐损伤脾胃。生活环境改变时，要逐步适应。

3. 建立合理的生活制度。保证小儿充足的睡眠，纠正不良的卫生习惯，适当安排户外活动及锻炼身体，多让小儿呼吸新鲜空气、晒太阳、增加活动量，以增进食欲，提高消化能力和抗病能力。

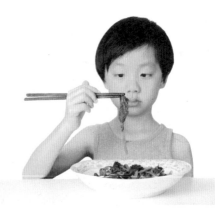

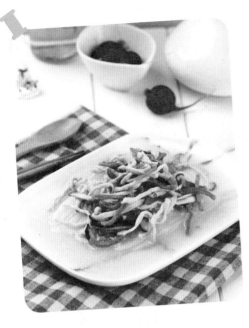

·三丝白菜炖·

食材 白菜心 500 克，火腿 100 克，鸡肉 100 克，香菇（鲜）50 克

调料 盐、植物油各少许，高汤适量

步骤
1. 将香菇泡软，去蒂，与火腿、鸡肉切细丝；白菜心对开切两半，排在锅中，加高汤，用大火煮开锅，夹出排放在碟上。
2. 将油烧热，倒入炖煮的白菜汤汁，加盐、火腿丝、香菇丝、鸡肉丝，煮开。
3. 待肉丝熟后勾芡，淋在白菜心上即可。

·鱼香西红柿过江·

食材 西红柿 600 克，熟油菜 200 克，鸡蛋 100 克，泡椒丝少许

调料 水淀粉、盐、酱油、白糖、醋、蒜末、葱花、姜片、花生油、清汤各适量

步骤
1. 西红柿去皮切 4 片；鸡蛋、干淀粉调成糊；将酱油、白糖、醋、清汤、湿淀粉调成鱼香汁。
2. 油锅烧至六成热，将西红柿逐片蘸匀蛋糊后放入锅中，稍炸后捞出。待油温上升，再复炸至皮酥捞出。
3. 锅中余油，下泡辣椒丝炒出红色，放姜、葱、蒜和鱼香汁收浓，装碗。配炒熟的油菜一同上桌。

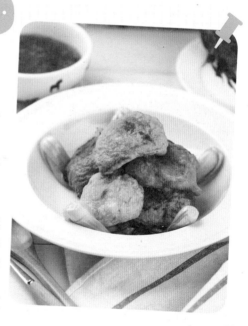

·珊瑚鱼条·

食材 青鱼 500 克，冬笋 80 克，鲜香菇 40 克，红辣椒 40 克

调料 姜丝、葱花、芝麻油、辣椒油、盐、白糖各适量

步骤
1. 将青鱼肉切条状，冬笋去皮切细丝，香菇洗净后切丝。
2. 热锅注油，放入鱼条略炸捞出。
3. 将锅内放芝麻油烧热，放辣椒丝、姜丝、葱花、冬笋丝、香菇丝煸炒，加入白糖、盐、水，鱼条烧沸后用小火焖烧。
4. 等鱼条熟后改用旺火收汁，淋上辣椒油，装碟即可。

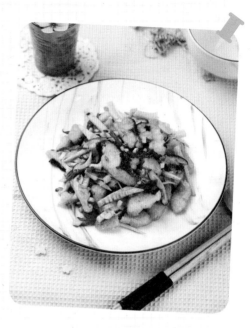

·竹荪排骨汤·

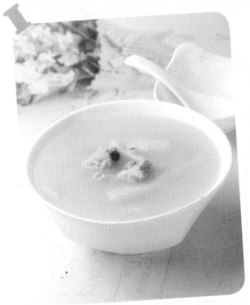

食材 排骨段 300 克，薏米 50 克，竹荪 50 克，姜片各少许

调料 盐、芝麻油各适量

步骤
1. 先将竹荪用热水泡发，除去头部后切段，冲洗净；薏仁泡发。
2. 排骨用开水煮过，除去泡沫后，将排骨捞起置于一边备用。
3. 将汤锅中注入 3 杯水烧开，放进所有的材料（排骨、竹荪、薏米、姜）和盐捞去泡沫后继续煮 60 分钟，最后淋上芝麻油即可出锅食用。

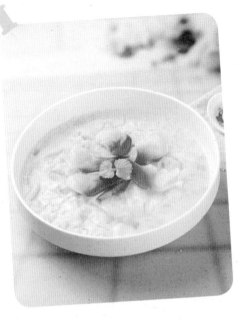

· 北极贝蒸蛋 ·

食材 北极贝 60 克，蛋液 150 克，蟹柳 55 克

调料 盐少许

步骤
1. 将洗净的蟹柳切成丁；蛋液中注入适量清水，加少许盐，倒入蟹柳丁，快速搅拌匀，待用。
2. 取一蒸碗，倒入调好的蛋液，蒸锅上火烧开，放入蒸碗。
3. 用中火蒸约 6 分钟，至食材断生，再把备好的北极贝放入蒸碗中，铺放开。
4. 加盖，大火再蒸 5 分钟至熟透即可。

· 番茄酱鸡翅 ·

食材 鸡翅 400 克，姜片、葱花各少许

调料 盐、白糖、生抽、番茄酱、食用油各少许

步骤
1. 将鸡翅两面都切上一字花刀，装入盘中，撒上姜片，加入少许盐、生抽，腌渍约 15 分钟。
2. 热锅注油，烧至六成热。放入腌好的鸡翅，用小火炸至其呈金黄色，捞出，沥干油，待用。
3. 锅留底油，倒入番茄酱、白糖，搅匀，放入鸡翅，炒至入味。
4. 关火后夹出鸡翅，摆放在盘中。

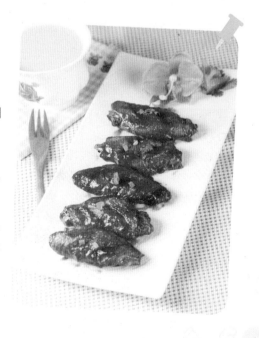

消化不良

1 主要症状

小儿持续或反复发作的上腹部（脐上）疼痛或不适、早饱、嗳气、恶心、呕吐、反酸；症状在排便后不能缓解，或症状发作与排便频率或粪便性状的改变无关（即肠易激综合征）；大便异常，表现是量多，泡沫多，粥样、蛋花样、稀水样，并伴有特殊的酸臭气味等。

2 饮食调理

1. 婴儿期最好选择母乳喂养，饮食食谱宜与原来保持一致，不要添加新的食物，也不要把原来吃过的食物停掉，可以适当口服健脾胃或者助消化的药物。如果方便的话，可去医院进行小儿推拿。

2. 饮食宜易消化。宝宝 1~3 岁时，幼儿要控制饮食量或降低食物中含糖量，给幼儿喂些米汤、藕粉糊等易消化的食物，减少辅食中蛋白类食物，母乳喂养的幼儿可在喂奶前多喝些水，以降低奶中蛋白浓度。消化不良吃竹笋、银耳、鳕鱼、小米、芹菜、莴笋等有较好的改善效果。

3. 忌不良饮食习惯。不良的饮食习惯，如饮食偏嗜、过食肥甘滋补、贪吃零食、饥饱无常等，是造成小儿疳积的一大原因。

4. 忌食刺激性食物。忌食一切炙烤、油炸、爆炒之品，以免助湿生热；忌食生冷瓜果、性寒滋腻等损害脾胃、难以消化的食物；忌食一切变味、变质、不洁的食物。

3 日常防护

1. 调节饮食结构，少吃肉类、冷饮、碳酸饮料、零食。应注意避免进食诱发症状的食物，如咖啡、酒以及高脂食物等。

2. 养成良好的进餐习惯，不要过饱，按时进餐，多吃蔬菜、水果是调整消化功能的好方法。教育儿童养成良好的排便习惯，使排便正常化，可能有助于改善消化不良症状。

3. 保证户外活动时间。

4. 适当的心理治疗对疾病恢复有重要作用，可改善症状。

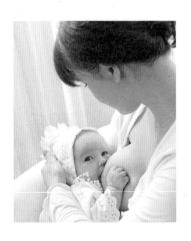

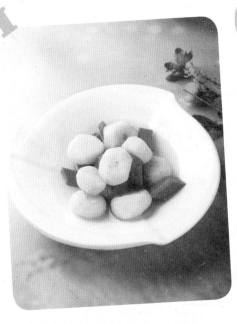

·白及荸荠煮萝卜·

食材 马蹄肉 270 克，胡萝卜 120 克

调料 白及、姜片、葱段、盐、芝麻油各适量

步骤
1. 洗净去皮的胡萝卜切成菱形块。
2. 锅中注入适量开水，倒入备好的白及、胡萝卜、马蹄肉。
3. 放入姜片、葱段，拌匀。
4. 盖上盖，烧开后用小火煮约 35 分钟至食材熟透。
5. 揭开盖，加入盐、芝麻油，拌匀调味。关火后盛出煮好的菜肴即可。

·蓝莓山药泥·

食材 铁棍山药 250 克

调料 蓝莓酱、白糖、食用油各适量

步骤
1. 洗净的山药去皮，装盘中，上蒸锅 15 分钟至熟；取出，晾凉。
2. 把山药切成 1 厘米长的段，再把山药压成泥，装盘备用。
3. 用油起锅，加入适量清水，放入适量白糖，拌匀。
4. 加入蓝莓酱，煮至白糖溶化。用锅勺搅拌匀，制成蓝莓味汁浇在山药泥上即可。

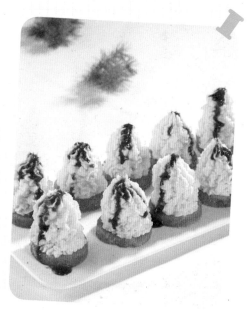

·红糖大麦豇豆粥·

食材 豇豆 200 克，水发大麦 230 克

调料 红糖适量

步骤 1. 将洗好的豇豆切成小段。

2. 砂锅注入适量清水大火烧开，
倒入泡发好的大麦。

3. 烧开后转小火煮 30 分钟至熟软。

4. 倒入豇豆、红糖，搅拌匀，续
煮 10 分钟至入味。

5. 持续搅拌片刻，将煮好的粥盛
出装入碗中即可。

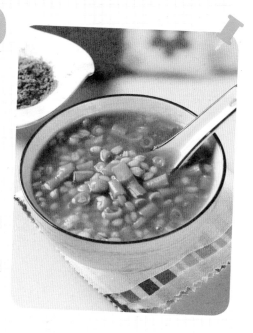

·松子香菇·

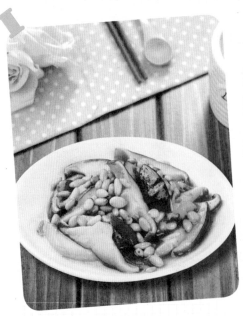

食材 鲜香菇 70 克，松仁 30 克

调料 姜片、葱段各少许，盐、米酒、
生抽、水淀粉、食用油各适量

步骤 1. 把洗净的香菇切成小块。

2. 热锅注油，倒入松仁，滑油约
半分钟后沥干油；下入姜片、
葱段，爆香，倒入切好的香菇，
淋上少许米酒，炒匀提鲜。

3. 加适量清水，炒至食材熟软转
小火，加盐，炒匀；再淋上少
许生抽、水淀粉，翻炒。关火
后盛出，撒上炸好的松仁即成。

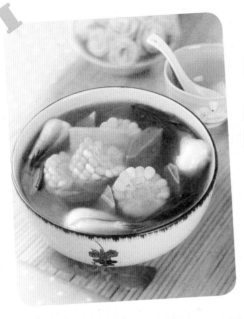

·玉米胡萝卜汤·

食材 胡萝卜 200 克，玉米棒 150 克，上海青 100 克，姜片少许

调料 盐、食用油各少许

步骤
1. 把上海青切开，修整齐；玉米棒切成段；胡萝卜切滚刀块。
2. 锅中注开水，放入食用油，倒入上海青，焯煮至熟；另起锅，玉米、胡萝卜倒入沸水中，撒上姜片，用大火煮沸。
3. 将锅中的材料倒入砂煲中，大火煮沸后用中小火续煮至熟透。加入盐，拌匀，装碗，用煮熟的上海青围边即可。

·虾酱芋头·

食材 芋头 200 克，丝瓜 100 克，火腿片 30 克

调料 红椒片、虾酱各适量

步骤
1. 将丝瓜、芋头切滚刀块。
2. 取一个盘子，放入丝瓜、芋头、火腿、红椒，待用。
3. 蒸锅中注入适量清水烧开，放上摆放好的食材。
4. 用小火蒸 30 分钟至熟，取出蒸好的菜肴。
5. 食用时配上虾酱即可。

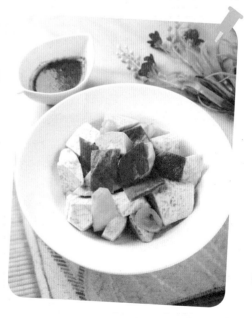

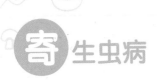

寄生虫病

1 主要症状

蛔虫病症状：反复脐周疼痛，时作时止，腹部按之有条索状物或团块，轻揉可散；食欲异常，形态消瘦，可见挖鼻、咬指甲、睡觉磨牙、面部白斑等。

蛲虫病症状：轻者仅有肛门瘙痒，白天、夜间均有症状，局部有红疹点，其他部位也可有红疹点，但肛周找不到蛲虫成虫。

2 饮食调理

1.饮食宜清淡，多食易消化的食物，如芹菜、莴笋、菠菜、南瓜、山楂、西红柿、莲藕、鸡血等；少食辛辣、炙煿及肥腻之品，以免助热生湿。

2.多饮温开水，保持大便的通畅。

3.蛔厥时，口服食醋60～100毫升，有安蛔、止痛的作用。

4.冰箱中的生熟食品要严格分开。

5.不饮生水，不食未清洗干净的蔬菜瓜果。

6.不可滥食野味。野生动物含有大量寄生虫，且有不少寄生虫人体消化道自身无法杀灭，且耐高温能力强。

7.不要边走边吃食物。生活中到处都漂浮着灰尘，灰尘中含有很多寄生虫卵，边走边吃容易进入人体。

3 日常防护

1.加强卫生宣教，普及预防寄生虫感染的知识，切断传染途径，特别是群居儿童应注意。

2.注意个人卫生，养成良好的卫生习惯，饭前洗手，勤剪指甲，纠正吮手的不良习惯。

3.患儿的内衣裤及被褥应勤换洗，用开水洗烫煮沸。玩具等物件可用0.5%碘液消毒，杀死虫卵。

4.每天给患儿清洗肛门会阴，穿满裆裤，防止小儿用手搔抓肛门。

5.家中不宜养宠物。宠物的身上也有可能带有寄生虫，由于我们和宠物密切接触，宠物排出的寄生虫卵有可能进入我们的身体。

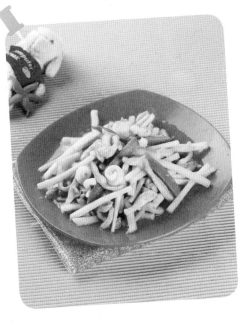

· 鱿鱼炒三丝 ·

食材 火腿肠 90 克，鱿鱼 120 克，鸡胸肉 150 克，竹笋 85 克

调料 姜末、蒜末、葱段各少许，盐、水淀粉、食用油各适量

步骤
1. 将鸡胸肉、火腿肠、竹笋、鱿鱼切成细丝；鸡丝装碗，加盐、水淀粉、食用油，腌渍 10 分钟。
2. 鱿鱼丝装碗，加少许盐、水淀粉腌渍 10 分钟；锅中注水烧开，将竹笋与鱿鱼分别焯煮好。
3. 用油起锅，放入姜、蒜、葱，爆香，放入竹笋、鱿鱼、火腿肠，加盐、水淀粉，拌匀即可。

· 焗烤南瓜饭 ·

食材 熟米饭 100 克，芝士 1 片，蒜末 10 克，南瓜 180 克，芦笋 50 克，培根 50 克，虾仁 40 克

调料 盐、食用油各适量

步骤
1. 洗净的芦笋、南瓜、培根切丁。
2. 热锅注油，放入培根、蒜末、南瓜、芦笋、虾仁，翻炒均匀；放入米饭，加盐、清水，炒匀。
3. 在烤盘上刷上一层油，放入食材，铺上芝士片；将烤盘放入烤箱，设置为 200℃，调上下火加热，时间为 8 分钟。

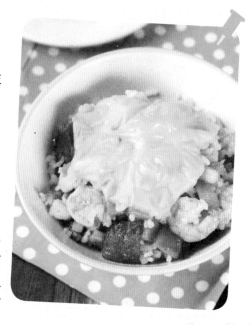

·蒜香豉油菜心·

食材 菜心 120 克

调料 蒸鱼豉油、蒜末、红椒圈、盐、食用油各适量

步骤 1. 锅中注水烧开，加入少许食用油、盐，拌匀。

2. 倒入洗净的菜心，用大火煮至变软，捞出菜心，沥干水分。

3. 用油起锅，倒入蒜末、红椒圈，爆香。

4. 倒入焯过水的菜心，炒匀。

5. 放入蒸鱼豉油，炒匀，关火后盛出炒好的菜肴即可。

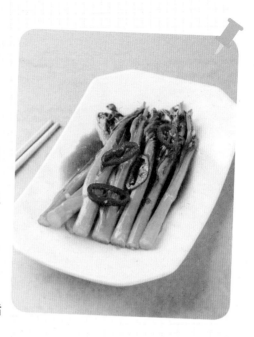

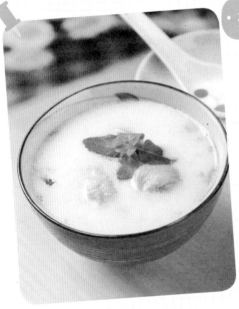

·薄荷椰子杏仁鸡汤·

食材 鸡腿肉 250 克，椰浆 250 毫升，杏仁 5 克，薄荷叶少许

调料 盐适量

步骤 1. 洗净的薄荷叶切碎。

2. 锅中注入适量开水，倒入鸡肉块拌匀，略煮；捞出汆煮好的鸡肉，装入盘中，备用。

3. 锅中注入开水，倒入椰浆、鸡肉、杏仁、薄荷叶，拌匀。加盖，用大火煮开后转小火煮1小时至所有食材熟透。

4. 揭盖，加入盐，拌匀即可。

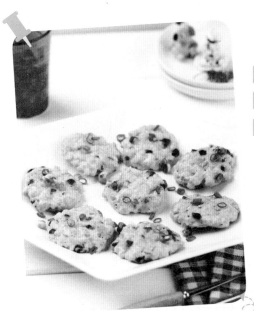

·使君子蒸肉·

食材 使君子 5 克，猪瘦肉 100 克

调料 盐、葱花各少许

步骤
1. 将使君子去壳，取出使君子肉备用。
2. 将使君子肉和猪瘦肉一起剁碎和匀，加入少许盐，二者做成肉饼。
3. 将使君子肉饼放入盘内，隔水用旺火蒸熟，撒上葱花即成。

小贴士 使君子的种子为中药中最有效的驱蛔药之一，对小儿寄生蛔虫症疗效尤著。

·白果薏米粥·

食材 水发薏米 80 克，水发大米 80 克，白果 30 克，枸杞 3 克

调料 盐适量

步骤
1. 砂锅中注入适量清水烧开，倒入薏米、大米，拌匀。
2. 大火烧开后转小火煮 30 分钟至米熟软。
3. 放入白果、枸杞，拌匀。
4. 小火续煮 10 分钟至食材熟软。
5. 加入盐，搅拌至入味。关火，将煮好的粥盛出，装入碗中即可。

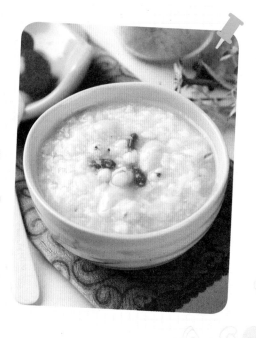

佝偻病

1 主要症状

初期：多汗、烦躁、睡眠不安、夜间惊啼。有枕秃、脱发圈、囟门迟闭、牙齿迟出等。

活动期：除早期症状加重外，以轻中度骨骼改变为主，可见乒乓头、方颅、肋串珠、肋外翻、鸡胸、漏斗胸、龟背、手脚镯、下肢弯曲等骨骼病变。

恢复期：各种临床表现均消失，肌张力恢复，血液生化改变和X线表现也恢复正常。

2 饮食调理

1.尽量母乳喂养。母乳中有丰富的钙（每100毫升母乳含有34毫克钙），并且钙磷比例恰当，有利于钙的吸收和利用。

2.纯母乳喂养至少到婴儿出生4个月。如果过早添加淀粉类食品，如奶糕、米粉之类，小儿体重增长过快，会造成维生素D和钙的吸收不足。

3.从小儿4个月起，应逐步添加辅食。维生素D在一般食物中含量很少，只有在动物肝脏和蛋黄中含量稍高。而钙在奶制品、虾皮和骨粉中含量较高。

4.多吃含钙的食物，如香菇、黑豆、豌豆、黑芝麻、苋菜、山楂、莲子、生鱼、鲫鱼、酸奶、豆腐等。

3 日常防护

1.加强孕期保健，适当外出活动，多晒太阳，增强体质。

2.婴儿2个月开始多晒太阳，每天平均1小时以上。

3.为患儿提供良好的睡眠环境，保持室内温度、湿度适宜，盖被厚薄适宜，以患儿手足温暖为宜。避免大声喧哗、噪声、强光等刺激。

4.宝宝不宜过早站立、走路，也不宜久坐久站久行，以免骨骼畸形生长。

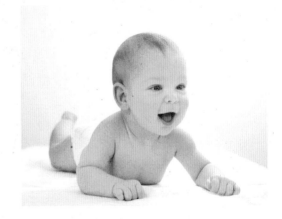

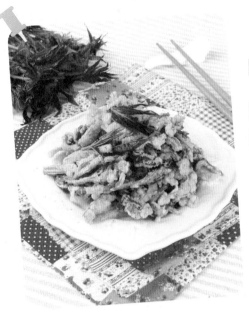

·酥炸香椿·

食材 香椿 135 克，鸡蛋液 30 克，面粉 30 克

调料 盐、食用油各适量

步骤
1. 洗净的香椿切两段，放热水中 汆烫至断生，捞出；鸡蛋液中 倒入面粉，分次加清水，搅匀； 加盐，面糊中倒入香椿，搅匀。
2. 锅中倒入足量的油，烧至六成 热，放入裹上面糊的香椿。
3. 油炸约 2 分钟至金黄色。关火 后捞出炸好的香椿，沥干油分， 装盘即可。

·黄芪鳝鱼汤·

食材 鳝鱼肉 300 克，黄芪 25 克，红枣、 香菇各 5 克，姜片、葱段各少许

调料 盐、胡椒粉、料酒、食用油各少许

步骤
1. 把鳝鱼肉切成片，放入沸水中， 淋少许料酒，煮去血渍。
2. 用油起锅，倒入姜片、葱段， 爆香，放入鳝鱼，炒透；淋少 许料酒，注入清水，放入黄芪、 香菇、红枣；加入盐，煮沸后 用中小火再煮至食材熟透。
3. 掠去浮沫，拌煮一小会，撒上 少许胡椒粉，拌匀，装碗。

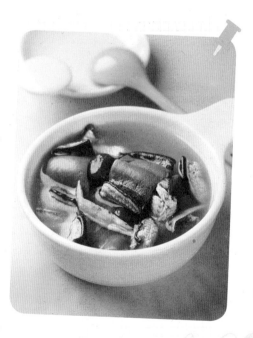

·杜仲枸杞骨头汤·

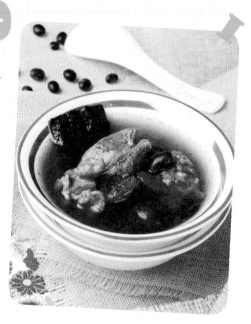

食材 杜仲 10 克，枸杞 10 克，核桃仁 10 克，水发黑豆 15 克，红枣 15 克，筒骨 200 克

调料 盐适量

步骤
1. 将枸杞、杜仲、红枣倒入装有清水的碗中，泡发 10 分钟。
2. 锅中注开水，倒入备好的筒骨，搅匀汆煮片刻，捞出，沥干。
3. 锅中注入清水，倒入筒骨；放入红枣、杜仲、黑豆，再放入核桃，拌匀。开大火烧开转小火煮 100 分钟，倒入枸杞。
4. 小火煮 20 分钟，加盐，搅匀。

·拔丝莲子·

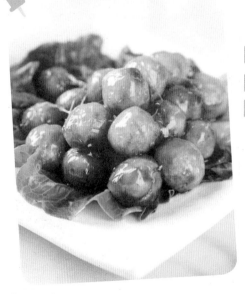

食材 鲜莲子 100 克，面粉 30 克

调料 白糖 35 克，生粉、食用油各适量

步骤
1. 热水锅中放入莲子，煮至断生，捞出；将面粉与清水、莲子搅拌均匀；取出莲子，滚上生粉。
2. 热锅注油，倒入莲子，炸至熟透，捞出。
3. 用油起锅，放白糖，熬至白糖呈暗红色；倒入莲子，炒匀；盛出。

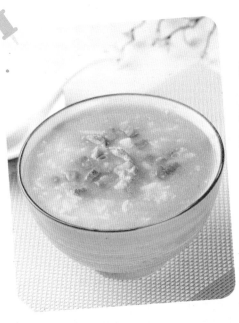

·山药羊骨粥·

食材 马蹄 100 克，山药 150 克，羊骨 750 克，姜片、葱花各少许

调料 盐、胡椒粉各适量

步骤
1. 将洗好的山药切块。
2. 锅中注水，倒入洗好的粳米。
3. 倒入羊骨、山药、生姜，搅匀，熬煮 45 分钟至米粒熟烂。
4. 加盐调味，撒上胡椒粉。
5. 关火后，撒上葱花，盛出煮好的粥即可。

·椰奶花生汤·

食材 花生 100 克，去皮芋头 150 克，牛奶 200 毫升，椰奶 150 毫升

调料 白糖 30 克

步骤
1. 洗净的芋头切成块。
2. 锅中注入适量清水烧开，倒入花生、切好的芋头，拌匀。
3. 盖上盖，用大火煮开后转小火续煮 40 分钟至食材熟软。
4. 揭盖，倒入牛奶、椰奶，拌匀。盖上盖，用大火煮开。
5. 揭盖，加入白糖，搅拌至溶化，关火后盛出即可。

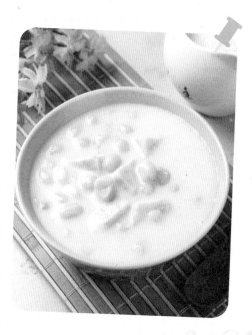

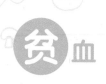

贫血

1 主要症状

　　小儿皮肤、黏膜逐渐苍白或苍黄，以口唇、口腔黏膜及甲床最为明显。易感疲乏无力，易烦躁哭闹或精神不振，不爱活动，食欲减退。年长儿可诉头晕、眼前发黑、耳鸣等。部分患儿有肝脾肿大。呼吸、脉率可代偿性加快，心前区可听到收缩期杂音。贫血严重者可有心脏扩大，甚至并发心功能不全。

2 饮食调理

　　1. 加强孕期、哺乳期母亲的营养，合理膳食，保证婴儿的健康。

　　2. 尽量母乳喂养，及时添加营养丰富、富含铁剂的辅食；早产儿、低体重儿宜于1～2个月给予铁剂补充，预防贫血。

　　3. 在补充铁含量高的食物的同时，给宝宝多吃一些富含维生素C的水果，对提高铁的吸收率特别有好处，一般吸收率可以提高好几倍。猕猴桃、鲜枣、柑橘等都是富含维生素C的水果。

　　4. 合理的烹饪。有研究发现，发酵食品中的铁比较容易吸收，因此馒头、发糕、面包更适合宝贝吃。吃叶菜类蔬菜时，先用开水焯一下，去掉大部分草酸，可以让宝贝吸收更多的铁。另外，用铁锅烹调食物，对预防贫血大有益处。

3 日常防护

　　1. 轻、中度贫血的孩子，不必严格限制日常活动，但剧烈运动时较同龄正常儿童易感疲乏，甚至头晕目眩。因此，应让患儿生活规律，做适合个体的运动，无须卧床休息。

　　2. 重度贫血的孩子应根据其活动耐力下降程度，制定休息方式、活动强度及每日活动持续时间。

　　3. 符合缺铁性贫血诊断者应尽力查明病因，在医生指导下接受铁剂治疗。

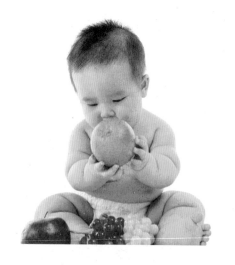

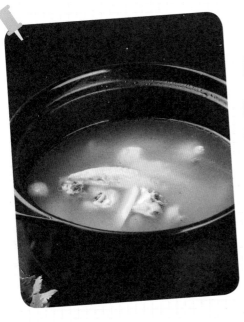

·干贝炖鸡汤·

食材 鸡肉 400 克，干贝（珧柱）20 克，水发黄豆 100 克

调料 姜片、盐、胡椒粉、食用油各适量

步骤
1. 洗净的鸡肉斩成块。
2. 锅中倒入清水，大火烧开，放入鸡块，去除血水后捞出。
3. 砂锅中倒入适量清水烧开，放入鸡块、姜片、干贝、黄豆。
4. 烧开后用小火炖 1 小时至食材熟透，放入适量盐、胡椒粉，搅拌调味。
5. 搅拌均匀，盛出装碗即可。

·五味子炖猪肝·

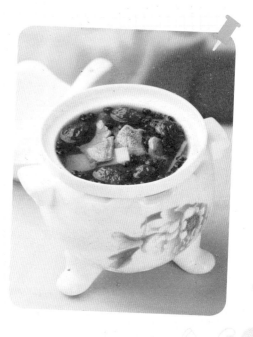

食材 猪肝 200 克，红枣 20 克；五味子 10 克

调料 姜片、盐、生抽各适量

步骤
1. 处理好的猪肝切成片，倒入开水中，煮至沸，氽去血水，捞出，装入炖盅里。
2. 锅中倒水烧开，放入姜片、五味子、红枣；加入少许盐、生抽，搅拌均匀，煮至沸。
3. 将煮好的汤料盛入炖盅里，放入烧开的蒸锅中。用中火炖至食材熟透，取出炖盅即可。

·鸡汁粥·

食材 鸡肉 300 克，鸡肝 80 克，水发大米 150 克，人参 6 克，姜少许

调料 盐、胡椒粉、食用油各少许

步骤
1. 将鸡肝切成片，鸡肉切块，一起装入碗中，加入少许盐。
2. 加入少许生粉，加入适量食用油，再拌匀，腌渍 10 分钟。
3. 砂锅中注水烧开，放入洗净的大米、人参，小火煮 30 分钟。
4. 放入腌好的鸡肝、鸡肉，搅匀。
5. 小火续煮 15 分钟，加入少许盐，关火后，盛出煮好的粥即可。

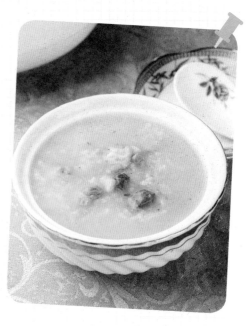

·菊花鲈鱼·

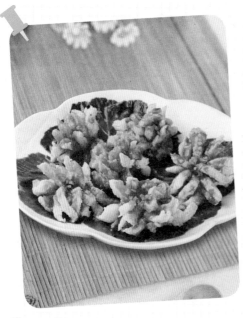

食材 鲈鱼肉 500 克，芥菜叶 30 克，葱花少许

调料 盐、吉士粉、生粉、白糖、白醋、番茄酱、水淀粉、食用油各适量

步骤
1. 鲈鱼肉切成菊花形状，装碗，加入盐，用少许吉士粉拌匀挂浆，腌渍约 10 分钟；再用适量生粉裹匀表面，上浆备用。
2. 芥菜叶汆煮熟后装盘；热锅注油，放入鱼片炸熟，捞出装盘。
3. 油锅烧热，加水、白糖、醋、水淀粉制成汁，浇在盘中，撒上葱花。

·韭菜炒羊肝·

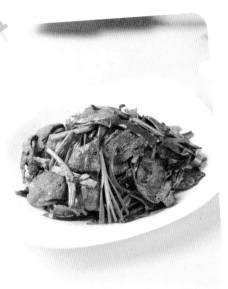

食材 韭菜120克,姜片20克,羊肝250克,红椒45克

调料 盐、生粉、生抽各适量

步骤
1. 韭菜切成段,红椒切成条,羊肝切成片;将羊肝装碗,放入姜片、盐、生粉,腌渍10分钟。
2. 锅中注开水,放入羊肝,汆去血水后捞出,沥干水分。
3. 用油起锅,倒入羊肝,淋入生抽。
4. 倒入韭菜、红椒,加入少许盐,快速翻炒匀,至食材熟透。盛出炒好的菜肴,装入盘中即可。

·上海青扒口蘑·

食材 上海青200克,口蘑60克

调料 盐、水淀粉、食用油各适量

步骤
1. 口蘑、上海青对半切开;上海青放入沸水中,加少许盐、食用油,煮至断生后捞出,沥干。
2. 沸水锅中再倒入口蘑,煮至断生后捞出,沥干水分;用油起锅,倒入口蘑,注入清水,加盐,拌匀调味;倒入水淀粉,炒至食材入味,关火后待用。
3. 取盘,放入焯熟的上海青,再盛出锅中的材料,摆好盘即成。

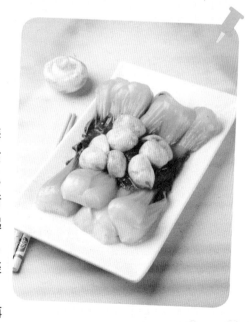

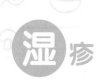

湿疹

1 主要症状

临床上将小儿湿疹发病过程分为三期：急性期，起病急，会出现小红丘疹及红斑、水肿等，患儿夜不能寐、烦躁不安；亚急性期，表现为以小丘疹为主，急性湿疹的红肿、结痂逐渐减轻，持续时间长；慢性期则反复发作，皮疹为色素沉着，皮肤变粗稍厚，若治疗不当，随时可急性复发，自觉剧烈瘙痒。

2 饮食调理

1.尽量采用母乳喂养。母乳喂养可防止由牛奶喂养而引起异性蛋白过敏所致的湿疹。

2.辅食添加要循序渐进。添加辅食时，应由少到多、一种一种地加，使孩子慢慢适应，也便于家长观察是何种食物引起的过敏。

3.饮食宜清淡。给患儿多吃清淡、易消化、含丰富维生素和矿物质的食物，如绿叶菜汁、果泥等，这样可以调节婴幼儿的新陈代谢，减轻皮肤变态反应。

4.按需进食。不要让宝宝过饥或过饱，防止因便秘及消化不良而诱发湿疹。

5.忌食鱼、虾、蟹等海产品及刺激性较强的酸辣食物，含色素、防腐剂等的加工食品也要忌吃。

6.发病期间不要给患儿吃鱼泥、虾泥、鸡蛋、牛奶、牛肉泥等食物。

3 日常防护

1.选用棉质衣物、被褥。小儿的内衣和被褥应选择细软的棉质布料，不要穿化纤织物；外衣忌羊毛织物，最好穿棉料的夹袄、布衫等。

2.不宜勤洗澡。洗澡会让皮肤变得干燥，所以湿疹较严重时不要洗澡，也不要洗头、洗脸；平时洗澡时水温不宜过热，更不要勤洗澡。

3.避免皮肤刺激。患儿的洗浴用品应温和不刺激，避免使用碱性肥皂、乳液等。

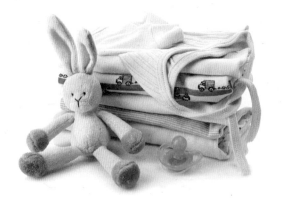

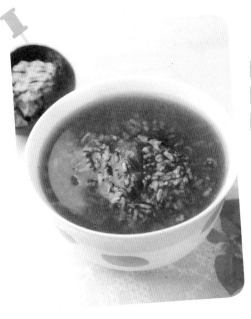

·罗汉果红米粥·

食材 水发红米 120 克，罗汉果少许

调料 白糖适量

步骤
1. 砂锅中注入适量清水烧热。
2. 倒入洗净的红米，放入备好的罗汉果，拌匀。
3. 烧开后用小火煮约 1 小时，至食材熟透。
4. 拣出罗汉果，加少许白糖调味，关火后盛出煮好的粥。
5. 装入碗中，待稍微冷却后即可食用。

·薏仁饮·

食材 薏米 45 克，红枣 15 克

调料 冰糖适量

步骤
1. 砂锅中注入适量清水烧开，倒入洗净的薏米、红枣。
2. 烧开后用小火煮约 20 分钟至其析出有效成分。
3. 倒入冰糖，搅匀，煮至溶化。
4. 关火后盛出煮好的红枣饮，装入碗中即可。

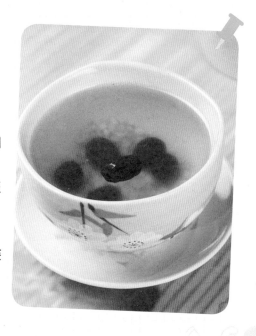

·西瓜绿豆粥·

食材 水发大米 95 克，水发绿豆 45 克，西瓜肉 80 克

调料 白糖适量

步骤
1. 西瓜肉切成小块。
2. 砂锅中注水烧开，倒入大米，放入绿豆，烧开后用小火煮至食材熟透。
3. 加入白糖，拌匀，煮至溶化。
4. 倒入西瓜块，快速搅拌均匀。
5. 关火后盛出煮好的粥，装入碗中即可。

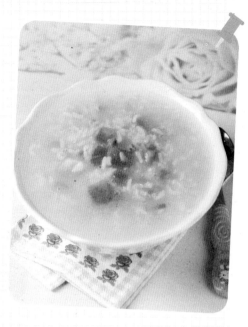

·苦参鸡蛋·

食材 苦参 20 克，鸡蛋 150 克

调料 红糖适量

步骤
1. 将苦参加水煮两次，去渣存汁。
2. 鸡蛋磕入碗中打散，再倒入药汁搅匀。
3. 蒸锅加水烧热，将鸡蛋碗放入蒸锅。
4. 中火蒸至鸡蛋熟后取出。
5. 加红糖调味后即可食用。

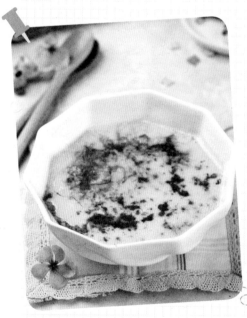

小贴士 苦参浴能够清除下焦湿热，并且杀虫止痒，对皮肤瘙痒有很好的缓解作用。

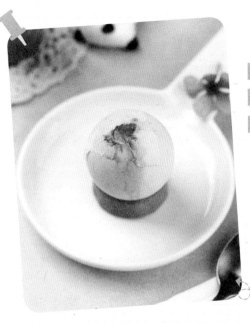

·将军蛋·

食材 鸡蛋1个，生大黄末1.5克

调料 盐适量

步骤
1. 将鸡蛋顶端敲出一个小孔，从孔中倒入大黄细末、盐，再用筷子将鸡蛋搅匀。
2. 然后用草纸或白面和水封闭小孔，装入盘中，待用。
3. 蒸锅注水烧开，放入鸡蛋，蒸至鸡蛋熟透，取出即可食用。

小贴士 此将军蛋对于宝宝胃热湿疹、大便干结或臭秽者食之有效。

·荷兰豆炒墨鱼·

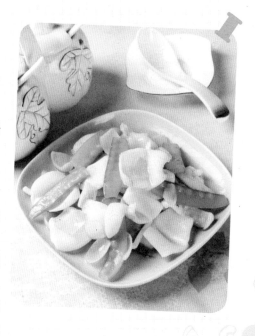

食材 荷兰豆100克，墨鱼150克，百合100克，姜片10克

调料 盐、白糖、水淀粉、食用油各适量

步骤
1. 将墨鱼切小块，装入盘中备用。
2. 锅中注开水，加入盐和食用油，倒入墨鱼略煮；再倒入百合和洗好的荷兰豆，稍煮，捞出。
3. 热锅注油，倒入姜片煸香，倒入墨鱼、荷兰豆、百合，炒熟。
4. 加入盐、白糖、水淀粉，炒匀调味，将炒好的菜肴盛入盘内即可食用。

肥胖病

1 主要症状

患儿食欲极好，喜食油腻、甜食，懒于活动，体态肥胖，皮下脂肪丰厚、分布均匀，面颊、肩部、乳房、腹壁脂肪积聚明显。腹部偶可见白色或紫色纹。男孩因会阴部脂肪堆积，阴茎被掩盖，而被误认为外生殖器发育不良。严重肥胖者可因胸壁肥厚、横膈抬高、换气困难，造成二氧化碳潴留、缺氧，以致气促、发绀。

2 饮食调理

1. 进食体积大而热量低的食物。食物的体积在一定程度上会使肥胖儿童产生饱腹感，故应鼓励多吃此类食物，如胡萝卜、青菜、黄瓜、莴笋等。

2. 宜饭前喝汤。饭前喝几口营养丰富、低热量的汤，可以产生饱腹感，还可以使胃内食物充分贴近胃壁，增强饱腹感，从而使食欲下降，放缓吃饭的速度。

3. 按需补充营养。每天总能量应根据个人的具体情况，按肥胖营养配餐方案计算；蛋白质、脂肪、糖类、矿物质、维生素等营养素的摄取量也应精确计算，以免营养不良或营养过剩。

4. 养成细嚼慢咽的饮食习惯。狼吞虎咽的进食方式不仅易加重胃肠负担，还会使食物难以消化吸收，直接以脂肪的形式堆积于皮下。

3 日常防护

1. 培养对运动的兴趣。选择多样运动，培养孩子对运动的兴趣，如太极拳、乒乓球、慢跑、快速行走、柔软的体操等，家长最好陪同进行，每天运动 1 小时左右，可以逐渐增加时间，但要避免剧烈运动。

2. 勿过分担忧。有些家长对子女的肥胖过分忧虑，到处求医，对患儿的进食习惯经常指责，干预过甚。这些都可能引起患儿的精神紧张，甚至产生对抗心理，应注意避免。

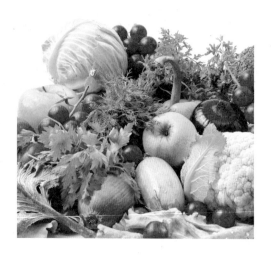

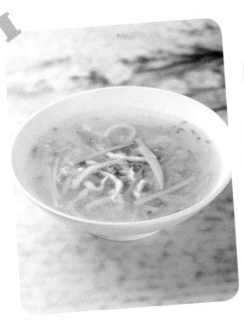

·西葫芦鸡丝汤·

食材 西葫芦100克，鸡胸肉120克，虾皮30克，枸杞10克，姜片、葱花各少许

调料 盐、水淀粉、食用油各适量

步骤 1. 将西葫芦、鸡胸肉分别切成丝。

2. 鸡丝装入碗中，加盐、水淀粉、食用油，拌匀，腌渍10分钟。

3. 开水锅中放入虾皮、姜片、枸杞，倒入少许食用油，煮3分钟。

4. 倒入西葫芦、鸡肉丝，搅散，煮至熟透，加适量盐，搅匀。

5. 将汤料装碗中，撒上葱花即可。

·凉拌佛手瓜·

食材 佛手瓜100克，朝天椒5克，蒜末少许

调料 盐、白糖、辣椒油、芝麻油、食用油各适量

步骤 1. 佛手瓜切成片，朝天椒切成圈。

2. 锅中注开水，加入少许食用油、盐，倒入佛手瓜，煮熟后捞出。

3. 将佛手瓜倒入碗中，加入朝天椒、蒜末，放入适量盐、白糖、辣椒油、芝麻油。

4. 用筷子拌匀调味，盛出装盘即可。

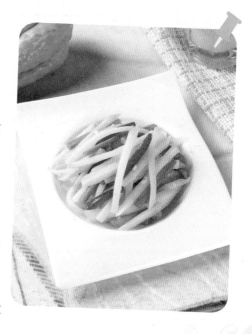

·泽泻冬瓜汤·

食材 冬瓜 270 克，泽泻少许

调料 盐适量

步骤 1. 洗净的冬瓜切开，去瓤，再切成小块，备用。

2. 砂锅中注入适量清水烧热，倒入泽泻、冬瓜。

3. 烧开后用小火煮约 30 分钟至熟，加入少许盐。

4. 拌匀，关火后盛出冬瓜汤即可。

小贴士 泽泻性寒，有利水渗湿、泄热通淋的功效。

·木耳黑豆浆·

食材 水发木耳 8 克，水发黑豆 50 克

调料 糖适量

步骤 1. 将已浸泡的黑豆倒入碗中，注入适量清水，用手搓洗干净。

2. 把洗好的黑豆倒入滤网，沥干水分。

3. 将洗好的黑豆、木耳倒入豆浆机中，注入适量清水。

4. 待豆浆机运转约 15 分钟，即成豆浆。

5. 把滤好的豆浆倒入杯中即可。

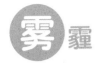

雾霾

1 主要症状

　　雾天日照减少，儿童紫外线照射不足，体内维生素D生成不足，对钙的吸收大大减少，严重的会引起婴儿佝偻病、儿童生长减慢。霾的组成成分非常复杂，包括数百种大气化学颗粒物质。其中有害健康的主要是直径小于10微米的气溶胶粒子，如矿物颗粒物、海盐、硫酸盐、硝酸盐、有机气溶胶粒子、燃料和汽车废气等，能直接进入并黏附在人体呼吸道和肺泡中。尤其是亚微米粒子会分别沉积于上、下呼吸道和肺泡中，引起急性鼻炎和急性支气管炎等病症。

2 饮食调理

　　1. 蔬果中的各种多酚类物质、类胡萝卜素等都有抗氧化作用，能降低身体的氧化应激程度。尽量挑颜色比较浓重的品种，因为颜色深的蔬果往往抗氧化性也比较强，比如草莓、桑葚之类富含花青素的紫红色水果，在同样食量时的效果比桃子、梨子之类强，黄桃比白桃强，紫薯比白肉甘薯强。

　　2. 胡萝卜、南瓜、芒果、木瓜等蔬果富含胡萝卜素，菠菜、苋菜、小油菜、芥蓝等深绿色的叶菜中富含叶绿素和胡萝卜素。其中叶绿素有利于减少某些化学毒物的致突变影响，而胡萝卜素在身体内转变成维生素A，有利于上皮组织（包括消化道、呼吸道、生殖道、眼睛的黏膜和皮肤等）的抵抗力和修复能力。

3 日常防护

　　1. 减少外出。抵抗力弱的儿童应尽量减少出门，或减少户外活动，外出时戴口罩防护身体，防止污染物由鼻、口侵入肺部，外出归来后应立即清洗面部及裸露肌肤。

　　2. 减少户外锻炼。雾霾天气气压低，能见度低，空气中悬浮大量尘埃等有毒颗粒，儿童应尽量避免户外锻炼，以免诱发疾病的发作或加重。中等和重度霾天气易对人体呼吸循环系统造成刺激，尤其是早晨的空气质量较差。通常来说，若无冷空气活动和雨雪、大风等天气时，锻炼的时间最好选择上午到傍晚前的空气质量好、能见度高的时段进行，地点以树多草多的地方为好，霾天气时也应适度减少运动量与运动强度。

　　3. 关闭门窗。由于雾霾天气时，空气中的污染物难以消散，在大雾的天气应紧闭门窗，避免室外雾气进入室内，污染室内空气。

·自制豆腐脑·

食材 水发黄豆140克，葡萄糖内酯5克，紫菜10克，榨菜30克，虾皮30克，葱花少许

调料 生抽少许

步骤 1. 备好豆浆机，倒入泡发好的黄豆，注入适量的清水，打浆。

2. 将打好的豆浆滤入热锅中。

3. 倒入葡萄糖内酯，拌匀至煮开。

4. 将煮好的豆浆盛入碗中，让其冷却，即成豆腐脑。将其他食材摆放在豆腐脑上，淋上生抽。

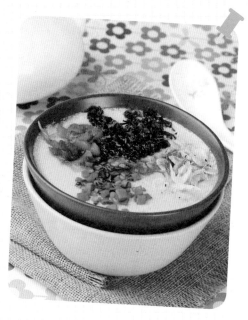

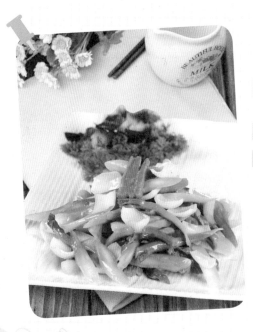

·芥蓝百合·

食材 芥蓝 300 克，百合 100 克，胡萝卜 50 克

调料 植物油、盐各适量，蒜瓣少许

步骤 1. 将芥蓝洗净，去掉老叶，削去老根，斜刀切成厚片儿；百合洗净剥开；蒜瓣切片，胡萝卜洗净切片。

2. 锅中放入适量植物油，投入蒜片爆香，将芥蓝、百合、胡萝卜片放入锅中翻炒均匀。

3. 最后加盐，继续炒至熟即可。

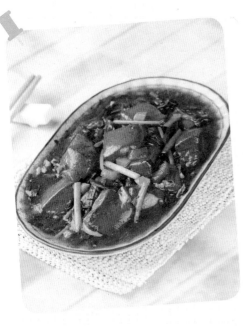

·韭菜炒猪血·

食材 韭菜150克，猪血块200克，彩椒70克

调料 姜片、蒜末各少许，盐、水淀粉、沙茶酱、食用油各适量

步骤
1. 韭菜切成段，彩椒切成粒。
2. 锅中注入适量开水，加少许盐，倒入猪血块，余煮至五成熟，捞出，沥干水分。
3. 用油起锅，放入姜片、蒜末、彩椒、韭菜段，加沙茶酱；倒入猪血，加清水，放入少许盐。
4. 淋入适量水淀粉，快速翻炒均匀，盛出装盘中即可。

·鸭血粉丝汤·

食材 鸭肝180克，鸭血块、水发粉丝各300克，姜片、葱花各少许

调料 盐、芝麻油、胡椒粉、食用油各适量

步骤
1. 鸭肝切成片，和鸭血块一起放入沸水中，加入少许食用油，放入少许姜片；烧开后转小火煮约2分钟至食材熟软。
2. 加入适量盐、胡椒粉、芝麻油，放入粉丝。
3. 搅拌均匀，转大火煮沸。把煮好的汤盛出，再撒上葱花即可。

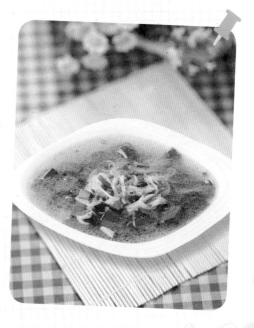

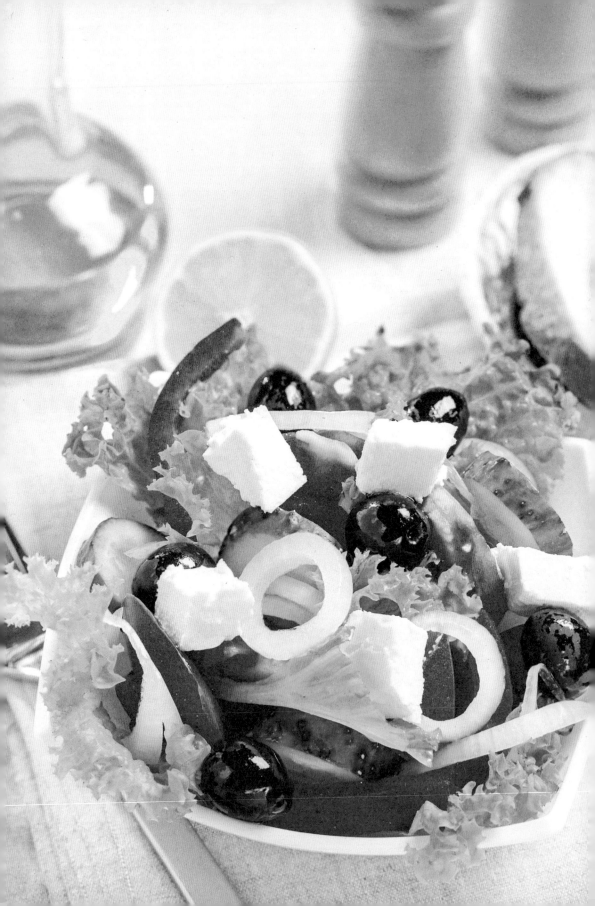

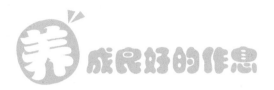

PART 6

养成良好的作息

宝宝的作息时间其实在还没出生的时候就开始养成了，

很多宝爸宝妈可能会发现，

在怀孕时期，

妈妈晚睡的，

宝宝出来后也会晚睡，

所以妈妈一定要把自己的作息调整好，

才能给宝宝做好榜样。

夜晚是宝宝生长激素分泌最旺盛的时期，

良好的睡眠

对于生长激素的分泌可是至关重要的。

平时妈妈不妨做一些有助于宝宝睡眠的菜，

让宝宝在睡觉中长高。

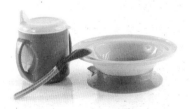

长高的关键

身高虽然受先天遗传因素的影响很大，但后天因素也不容忽视，如适当的营养和运动，再加上休息得当，都有助于孩子身体的发育。

1 睡眠的重要性

对身高起决定作用的，主要是体内"生长素"的分泌量。生长素是脑垂体细胞所分泌的一种激素，在少儿时期，如果生长素因病理性分泌过少，即可成为"侏儒症"；要是由于外界因素的制约，生长素在生理范围内产生较少，那么个子就可能长得矮些。

生长激素在入睡初期的深度睡眠时分泌最多，血液中生长激素的浓度达到最高峰。如果睡眠受到干扰，减短睡眠时间的话，生长激素的分泌就会减少，身高的增长也有可能受到影响。另外，到了晚上，人平躺在床上，下肢从纵向的重力作用中得到解脱，骨骼就能得到充分的休息，因此睡眠对儿童的生长发育很重要。

2 如何养成良好的作息

1. 孩子有很强的可塑性和模仿能力，他们对父母的言谈举止观察最细、感受最强，而且会不加选择地模仿。因此，父母一定要以身作则，从自身做起，多关注自己在生活当中的细节，严于律己。孩子日复一日地耳濡目染着父母的一言一行，自然会受到熏陶和感染。

2. 早睡早起。早晨空气好，做家长的应该早起，带孩子到室外锻炼身体。

3. 夏天要养成孩子睡午觉的习惯，要营造有利于孩子午睡的环境，这样有助于孩子下午的正常学习和活动。但午觉时间不宜过长，每天 1 小时左右即可。

3 饮食调理

1. 牛奶。牛奶中含有两种催眠物质：一种是色氨酸，能促进大脑神经细胞分泌出使人昏昏欲睡的神经递质——五羟色胺；另一种是对生理功能具有调节作用的肽类，其中的"类鸦片肽"可以和中枢神经结合，发挥类似鸦片的麻醉、镇痛作用，有利于解除疲劳并入睡。

2. 小米。在所有谷物中，小米色氨酸的含量最为丰富。

3. 葵花籽含多种氨基酸和维生素，可改善脑细胞抑制机能，起到镇静安神的作用。

4. 此外，大枣、蜂蜜、核桃和全麦面包也是有助于睡眠的食物。

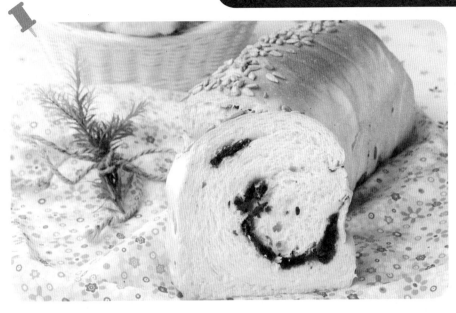

食材 高筋面粉 500 克，黄油 70 克，奶粉 20 克

调料 细砂糖、盐、鸡蛋、水、酵母、紫薯泥、葵花籽各适量

步骤

① 将细砂糖、水倒入容器中，搅拌至细砂糖溶化，待用。

② 把高筋面粉、酵母、奶粉倒在案台上，用刮板开窝，倒入糖水。将材料混合均匀，按压成型，加鸡蛋，搓成面团。

③ 倒入黄油，加适量盐，揉搓成光滑的面团，用保鲜膜包好，静置 10 分钟。

④ 取适量面团，压扁，制成面饼，放入紫薯泥，平铺，卷成橄榄状生坯。

⑤ 生坯放入刷有黄油的模具中，撒上葵花籽，常温发酵 1.5 小时。将模具放入预热好的烤箱中，烤 25 分钟。取出模具，将烤好的吐司装盘即可。

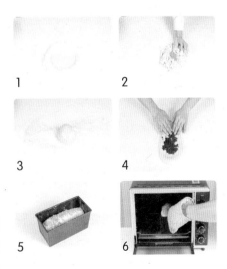

1 2

3 4

5 6

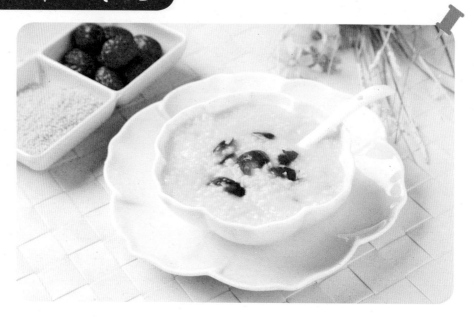

食材 水发小米 100 克，红枣 100 克

步 骤

① 砂锅中注入适量清水烧热。

② 倒入洗净的红枣，用中火煮约10分钟，
至其变软。

③ 关火后捞出煮好的红枣，放在盘中，
放凉待用。将晾凉后的红枣切开，取
果肉切碎。

④ 砂锅中注入适量清水烧开，倒入备好
的小米。

⑤ 烧开后用小火煮约20分钟，至米粒
变软，倒入切碎的红枣，略煮一小会
儿。关火后盛出煮好的粥，装在碗中
即成。

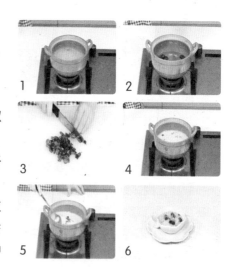

相关
常识 红枣含有蛋白质、脂肪、碳水化合物、有机酸、维生素A、维生素C、钙、铁等多种营
养素，有增强肌力、消除疲劳、扩张血管、提高人体免疫等作用。

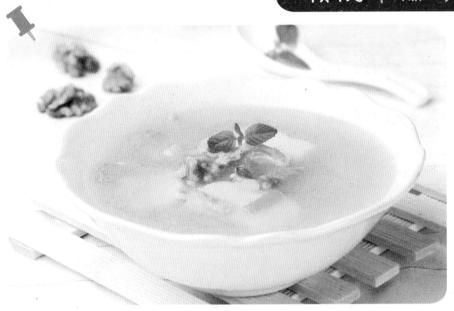

食材 年糕片 120 克，猪肉 80 克，核桃仁 40 克，芹菜 70 克，姜片少许

调料 盐、食用油各适量

步骤

1. 将芹菜切成段，猪肉切丝，核桃仁用刀背拍碎。

2. 将肉丝装入碗中，放入适量盐，腌渍 10 分钟至入味。

3. 热锅注油烧热，放入姜片、核桃碎，爆香，倒入肉丝，翻炒转色。

4. 倒入芹菜，放入年糕片，快速翻炒均匀。注入适量的清水，搅匀，煮至沸。

5. 放入盐，搅匀调味。关火后将煮好的年糕汤盛出装入碗中即可。

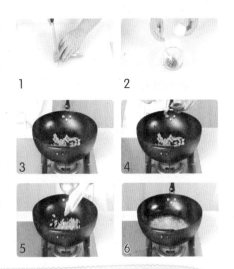

相关
常识 核桃含有蛋白质、不饱和脂肪酸、维生素E、钙、镁、硒等营养成分，具有益智健脑、健胃、补血、润肺、安神等功效。

羊肉炒面·

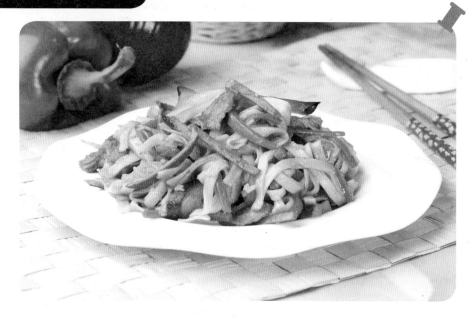

食材 圆椒40克，洋葱60克，去皮胡萝卜80克，羊肉95克，熟宽面条150克，姜丝、葱段各少许

调料 盐、生抽、老抽、白胡椒粉、水淀粉、食用油各适量

步骤

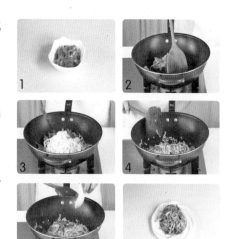

① 洗净的圆椒切条，洋葱、胡萝卜切成丝，羊肉切片。

② 羊肉装入碗中，加入盐、白胡椒粉、水淀粉、食用油，拌匀，腌渍入味。

③ 用油起锅，倒入腌好的羊肉，放入姜丝，炒香。倒入洋葱、圆椒、胡萝卜，放入宽面条，略炒。

④ 加入生抽、老抽，炒匀，放入盐，炒匀入味。撒上葱段，炒匀。

⑤ 关火后盛出炒好的面即可。

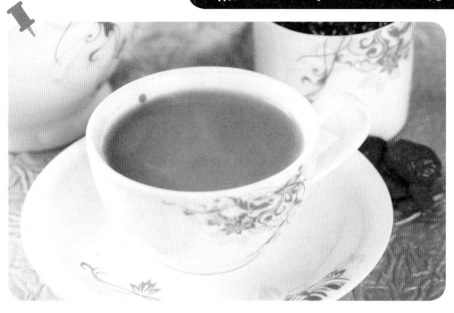

食材 水发黑豆 50 克，红枣 15 克，枸杞 20 克

调料 盐适量

步骤

1. 红枣切开，去核，切成小块；黑豆用手搓洗干净。
2. 把洗好的黑豆倒入滤网，沥干水分。
3. 将黑豆、枸杞、红枣倒入豆浆机中，注入适量清水，至水位线即可。
4. 待豆浆机运转约 15 分钟，即成豆浆。
5. 将豆浆机断电，取下机头，把煮好的豆浆倒入滤网，滤取豆浆。把滤好的豆浆倒入杯中即可。

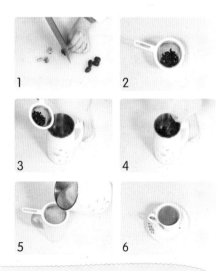

相关 黑豆含有蛋白质、维生素、多种矿物质等营养成分，具有补肾益脾、祛痰治喘、排毒
常识 养颜、补血安神等功效。

核桃花生双豆汤·

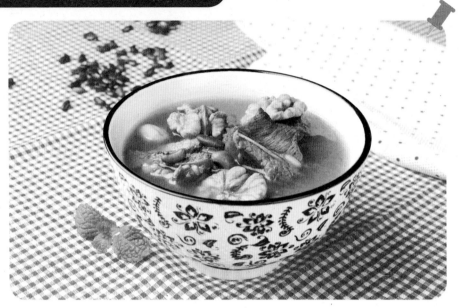

食 材 排骨块 155 克，核桃 70 克，水发赤小豆 45 克，花生米 55 克，水发眉豆 70 克

调 料 盐适量

步 骤

① 锅中注入适量清水烧开，放入洗净的排骨块，汆煮片刻。

② 关火后捞出汆煮好的排骨块，沥干水分，装入盘中，待用。

③ 砂锅中注入适量清水烧开，倒入排骨块、眉豆、核桃、花生米、赤小豆，拌匀。

④ 加盖，大火煮开后转小火煮 3 小时至熟。

⑤ 加入盐，稍稍搅拌至入味。关火后盛出煮好的汤，装入碗中即可。

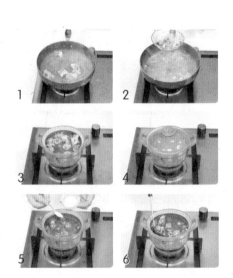

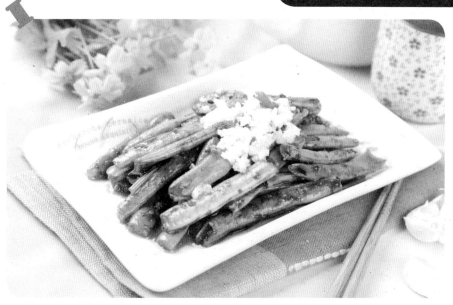

食材 四季豆 350 克，蒜末 10 克，黄豆酱 15 克，辣椒酱 5 克

调料 盐、食用油各适量

步骤

1 锅中注入适量清水烧开，放入盐、食用油，倒入四季豆，搅匀煮至断生。

2 将其捞出，沥干水分待用。

3 热锅注油烧热，倒入辣椒酱、黄豆酱，爆香。

4 倒入少许清水，放入四季豆，翻炒。

5 加入少许盐，炒匀调味，小火焖 5 分钟至熟透。掀开锅盖，倒入葱段，翻炒一会儿，将炒好的菜盛出装入盘中，放上蒜末即可。

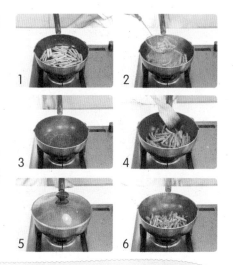

相关 四季豆含有维生素、胡萝卜素、叶酸、蛋白质等成分，具有促进食欲、增强免疫力、
常识 健脾安神等功效。

蜂蜜玉米汁

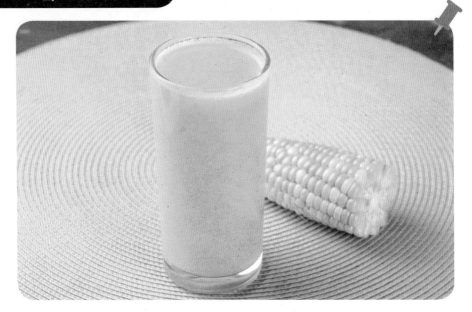

食材 鲜玉米粒 100 克，蜂蜜 15 克

调料 盐适量

步骤

1. 将洗净的玉米粒装入榨汁机的搅拌杯中。
2. 加入适量纯净水，榨取玉米汁。
3. 揭开盖子，将榨好的玉米汁倒入锅中。用大火加热，煮至沸。
4. 加入适量蜂蜜，略微搅拌，使玉米汁味道均匀。
5. 盛出煮好的玉米汁，装入杯中，放凉即可饮用。

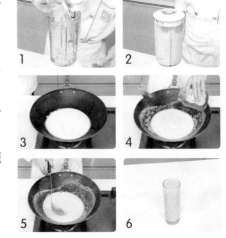

相关常识 玉米有健脾益胃的功效，对于脾胃不合引起的睡眠质量下降有一定的改善作用。

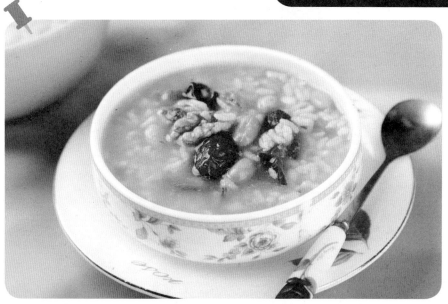

食 材 水发大米 170 克，花生米 75 克，葡萄干 35 克，水发木耳 50 克，核桃仁、红枣各适量

调 料 冰糖适量

步 骤

① 砂锅中注入适量清水烧热，倒入洗净的大米。

② 放入洗好的木耳，倒入花生米、核桃仁。

③ 加入备好的葡萄干，放入洗净的红枣，搅拌匀。

④ 烧开后用小火煮约 40 分钟至食材熟透。

⑤ 加入适量冰糖，拌匀，用中火煮至溶化。关火后盛出煮好的粥，装入碗中即成。

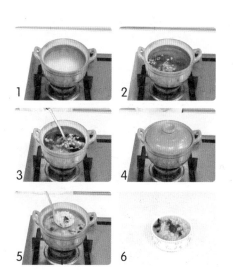

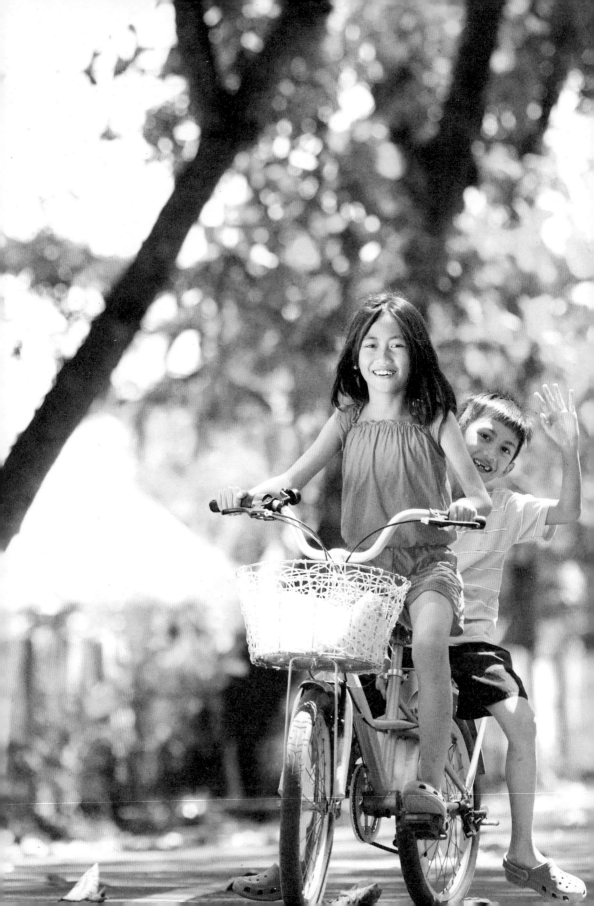

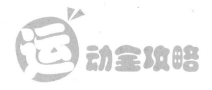

PART 7

运动全攻略

想要长高，

运动也是必不可少的。

体育运动可加强机体新陈代谢的过程，

加速血液循环，

促进生长激素分泌，

加快骨组织生长，

有益于人体长高。

运动既能锻炼身体，

让宝宝变得健康，

又能促进宝宝的骨骼发育，

爸爸妈妈不妨学学这些长高的方法，

培养宝宝从小热爱运动的品质。

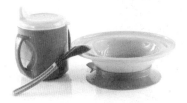

运动长高方法

无论在哪个阶段，运动都是必不可少的。从婴儿的抚触开始，让宝宝通过运动来促进生长发育，健康又省心。

1 婴儿的运动

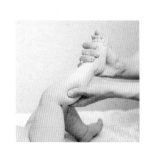

四肢

1. 螺旋式按摩上臂及手腕，然后夹住小手臂，上下搓滚，两手拇指依次按摩手腕、手心、手指，两侧交替进行（若婴儿爱吮吸手指，则不做手部按摩）。

2. 螺旋式按摩大腿至踝部，然后夹住小腿搓滚至足踝，两手拇指依次按摩脚后跟、脚心、脚趾，两侧交替进行。

背部

1. 将婴儿俯卧，双手平放在婴儿背部，以脊柱为中线，由颈部至臀部划人字。

2. 指腹轻轻按摩脊柱两侧的背部肌肉（注意避开脊柱）。

3. 注意宝宝脸部，保持呼吸顺畅，动作结束后，将手轻轻抵住宝宝的脚，使宝宝向前爬行，做 1～2 个爬行动作即可。

注意事项

抚触每日 1～3 次，手法的力度通常的标准是：做完之后如果孩子的皮肤微微发红，表示力度正好；如果皮肤颜色不变，说明力度不够；如果只做了两三下，皮肤就红了，说明力度太强。

做完抚触后可以给宝宝的皮肤褶皱涂抹爽身粉，臀部涂抹护臀膏，再穿纸尿裤。如果已经在皮肤褶皱处涂抹了按摩油，则不需再涂抹爽身粉。

> 温馨提示
>
> 在做操前，让宝宝排空小便；妈妈要洗净双手，摘掉手上的饰物，搓热双手。此运动需长期坚持进行。

幼儿的日常锻炼属于有节奏的全身运动，有助于幼儿活动四肢关节，给予骨关节一定量的刺激，促进骨骼生长发育，并改善全身的身体机能。

运动方法

1. 齐步走：在附近公园或体育馆找一个宽阔的场地，妈妈和宝宝一起按着节拍齐步走。先教宝宝双手叉腰，左脚向前迈出一步，右脚跟上，提膝，右膝与左腿成45°（如果可以，右膝与左腿成90°最好），脚尖提起，身体尽量挺直，向前迈进，双脚交替进行。妈妈数节拍，引导宝宝跟着节拍走，每次走8个8拍。

2. 伸展操：向两侧伸直双臂，双腿分开，略宽于肩膀，站直；一侧腿向外弯曲膝盖，小腿与地面呈90°，保持姿势，10秒后回位，换另一侧。此外，抬高腹部、伸展四肢模仿拱形彩虹（即下腰），也可以拉伸四肢。但此动作难度较大，要根据孩子的身体情况选用，不要强迫。

3. 跳绳：宝宝以自然姿势站立，双脚并拢，双手握拳，拳心朝前。按照跳绳的要领，妈妈引导宝宝下蹲，尝试让宝宝学会用足尖和膝盖的弹力做原地跳跃。当宝宝掌握原地起跳后，假想手中拿着绳子，试着挥动双臂，配合跳跃的节奏，挥动前臂，做跳绳状。每次练习10分钟即可。

温馨提示

运动时要避开幼儿过饱、过饥、疲劳的时刻，而且应在大人陪同下进行。每周练习不少于3次，每次35～45分钟。

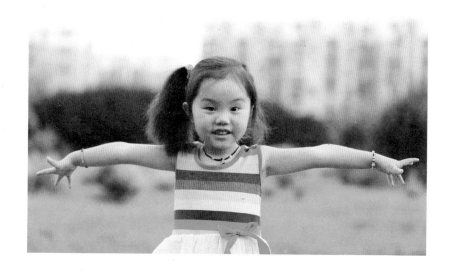

学龄前儿童的简易体操能调整小儿因时常弯腰引起的身体机能障碍，矫正脊柱的偏差和不合理弯曲，改善血液循环，促进脊柱发育。

运动方法

1.踮脚向上：双脚"八"字开立，双手尽力向上伸展，掌心朝上，保持平衡。用力吸气，同时双脚脚跟踮起，挺胸，放松后脖颈的力量，头向后仰。充分吸气，然后吐气，回到开始的姿势。重复 20～30 次。

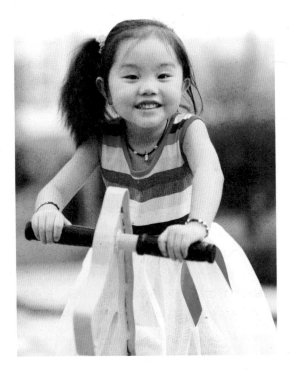

2.伸展腋下：站在墙壁或柱子旁，离墙一手距离，双脚"八"字开立。左手于体侧伸直，撑墙（或柱子）。吸气的同时，右手伸到头上往左倒。头和脖子往左侧倾斜，充分伸展右腋下。吐气，同时左右手用力朝身体侧下方摆荡，回到垂手站立的姿势，换另一边照前法进行，重复5～6次。

3.空中踩踏：双腿伸直，双臂摆在身体侧面，仰躺在地上，然后双腿并拢高举，双手抵住腰后方的骨盆处支撑起下半身。双脚以骑自行车的方式不断踩踏，开始慢慢地进行，再缓缓地加快速度，接着放慢速度结束动作。转换踩踏的方向，重复 10～20 次。

4.伸展脊背：浅坐在椅子上，双手握住椅子的两侧，全脚掌着地，双腿尽量往前伸直。用力吸气，站起，上身往后仰。充分挺胸，放松后脖颈，重点是头要尽量往后仰。充分吸气后吐气，坐回椅子上，上身往前倾，双手离开椅子，从大腿上方朝膝、脚踝的方向摩擦。

温馨提示

认真做好热身运动，循序渐进。可以先选择部分练习，一段时间后再进行全套练习。从一开始就要注意按照规定数量做好动作，不可随心所欲。每做完一节操，要稍事休息，让呼吸平稳、肢体充分放松。做完整套操后，可平躺在地板上，绷紧背部和臀部肌肉，腰略挺。每周做操不少于 3～4 次，持之以恒，对宝宝的长高必定有很好的效果。

吊单杠和跳跃运动，能刺激成骨细胞的生成，有利于孩子的纵向发育，是既有效又安全的增高方式；而游泳可以舒展全身，促进全身血液循环，同时消耗热量，防止因肥胖而影响长高。

运动方法

1. 单杠：小儿双手紧握单杠，使身体悬空下垂，下垂时以脚尖能轻轻接触地面为佳，然后做引体向上动作。引体向上时呼气，慢慢下降时吸气。男孩每天做 10～15 次，女孩每天可做 2～5 次。

2. 跳跃：双脚跳跃用手摸树枝、篮球架、天花板等。每次向上跳跃5～7秒，10次为一组，每组间隔4～5分钟。要尽量使身体处于最大程度的伸展状态。另外可多参加篮球运动，抢球和扣球时一定要奋力跳跃，积极争夺每一个高点球。

3. 游泳：在父母或教练的陪同下学习游泳。先在岸边学习蛙泳的手部动作：双手合并到胸前，自然前伸，手掌张开、掌心向下，手肘伸直，掌心由向下慢慢转为向外，手掌倾斜大约45°角，边转手掌边将全臂向外斜下方推开。当手臂张开大概45°角时，手腕开始弯曲，掌心由外向内，手臂带动手肘加速向内划。最终将手肘置于腋下，双臂贴紧身体，掌心也同时由外向上（朝向胸部），置于头部前下方位置。重新开始下一轮动作，反复练习。待动作熟练后，将孩子放在水中的塑料泡沫垫上，以适应水中环境。当前两项的基础打好后，就可以在水浅处练习游泳，但腰部应放置游泳圈。孩子学会后可每周游泳2次，每次10～15分钟即可。

温馨提示

此类增高方法要让宝宝自愿进行，否则小儿极易受伤。游泳前需注意水温，避免小儿在非游泳馆内下水游泳。此类运动一定要让孩子坚持下去，增高效果才会明显。

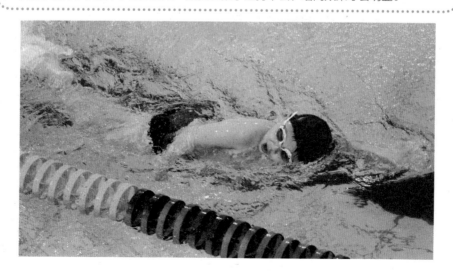

普拉提斯增高法注重发展肌肉的弹性和关节的灵活性，使肌肉在增强力量的同时得到拉长，从而配合骨骼的生长。以下的几个特定运动方式可以锻炼和影响骨骼间隙的肌肉和韧带，增强对骨骼间隙的控制，在促进身高增长的同时打造健美形体。

运动方法

1.三角式：深呼吸，跳步分开两腿，两脚距离与肩同宽。两臂侧平举与肩齐，手掌朝下，手臂与地面保持平行，右脚向右转90°，左脚稍转向右，左腿从内侧保持伸展，膝部绷直。向右侧弯曲身体躯干，右手掌接近右脚踝，向上伸展左臂，与肩成一直线；腿后部、后背以及臀部应该在一条直线上，两眼注视向上伸展的左手拇指，保持上身挺直。

2.树式：站立姿势准备。弯曲左腿，把左脚跟放在右大腿的根部，脚掌放于右大腿内侧，脚趾向下。以右腿保持平衡，平伸手臂，掌心朝下。伸直手臂举过头顶，掌心相对，保持5秒钟，深呼吸。然后放下手臂和左腿，回到站立姿势。左右脚交替进行。

3.平衡上下压：右侧卧位，右手肘撑地，头放在手上，左手置于身前作支撑，前臂抵住躯干；留意上肩和着地一肩、盆骨上侧和着地一侧应调整于一面上。想象头顶拉离身体，以延长后颈和脊椎骨，将双腿前置，与躯干成45°；向后转出左腿，至膝盖朝天，脚跟朝地，吸气，往天花板方向抬高左腿，尽量伸展。左侧卧位运动方式同右侧卧位。

温馨提示

青少年要做到"专注、控制、重心、呼吸、流畅、准确、放松、持久"的基本要领，每日1次，每次锻炼持续45～60分钟。

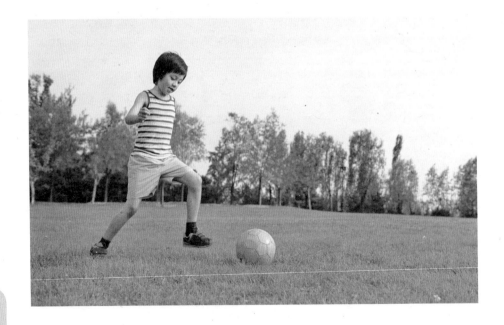

经络助高

人的身高虽然受到种族和父母遗传因素的影响，但实践证明，后天因素也同样不容忽视。充足、均衡的营养供给是长高的基础，充足的睡眠是长高的前提，而科学的体格锻炼则是身高增长必不可少的催化剂。给孩子推拿兼具增强激素分泌、加强锻炼、提高免疫力、促

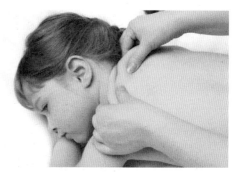

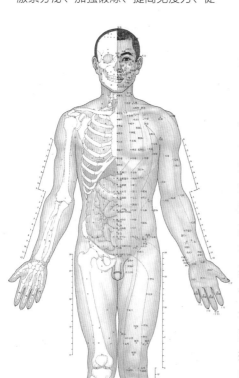

进排毒以及融洽感情等多个方面的功效，可多管齐下地帮助孩子长高。

小儿推拿简单易学、方便易行，能从促进生长激素分泌、营养吸收、强筋健骨等多个方面辅助孩子增高。小儿推拿时，应选择避风、避强光、噪音小的地方；室内应整洁、空气清新、温度适宜。家长要保持双手清洁，摘去戒指、手镯等饰物。指甲要常修剪，如果是刚剪过的指甲，要用指甲锉锉平。冬季推拿时双手宜暖。小儿推拿手法的基本要求是均匀、柔和、轻快、持久。一般情况下，小儿推拿一次总的时间为10~20分钟。小儿推拿手法的操作顺序：一般先头面，次上肢，再胸腹腰背，最后是下肢。在推拿过程中要注意小儿的体位姿势，原则上以使小儿舒适为宜，并消除其恐惧感，同时还要便于操作。小儿过饥或过饱，均不利于小儿推拿疗效的发挥。在小儿哭闹时，要先安抚好小儿的情绪，再进行推拿。

充足的睡眠是长高的前提，生长激素一般在睡眠后45~90分钟开始分泌，平均在睡后70分钟达到分泌高峰。按摩以下穴位有助于缓解一天的疲劳，提高孩子的睡眠质量，促进生长激素的分泌。

选穴：百会穴、四神聪穴、安眠穴、足窍阴穴。

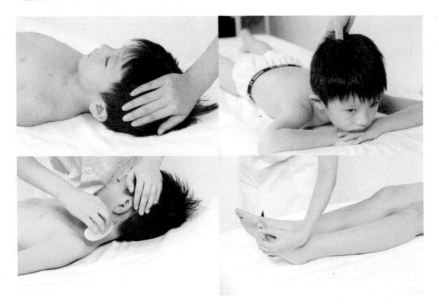

定位：百会穴在头部，当前发际正中直上5寸，或两耳尖连线的中点处；四神聪穴在百会穴前后左右各1寸，共4个；足窍阴穴在足第4趾外侧，趾甲角旁0.1寸；安眠穴在脑后，位于翳风穴与风池穴连线的中点。

方法：宝宝取坐位或仰卧位，用右手拇指尖在百会穴点按，待局部产生麻感后立即改用拇指腹旋摩，如此反复交替进行约30秒；紧接着用掌心以百会穴为轴心，向四神聪穴均匀用力按压与旋摩约30秒；然后用拇指指腹点按安眠穴1分钟，点按力度以局部有酸胀感为宜；最后用拇指螺纹面揉足窍阴穴50次。每日临睡前30分钟按摩一次。

分析：身高增长需要脑垂体分泌生长激素，而生长激素在夜间睡眠时分泌水平最高，高质量的睡眠能促进生长激素的大量分泌。百会穴位居巅顶部，穴性属阳，又于阳中寓阴，故能通达阴阳脉络，连贯周身经穴，对调节机体的阴阳平衡起着重要的作用，故有助于睡眠。百会穴为督脉经穴，督脉又归属于脑，脑为髓海，所以按摩百会穴还可强壮骨骼。四神聪穴和安眠穴均位于脑部，与百会配穴，旨在缓解头皮兴奋，促进小儿睡眠，提高睡眠质量。足窍阴属于阴穴，按摩此穴能帮助阳气蛰伏、阴气外出，避免阳不入阴而造成失眠。远近配穴能有效提高睡眠质量，促进生长激素分泌，让宝宝在睡眠中悄然长高。

均衡的营养是长高的基石，父母应保证孩子每天蛋白质、脂肪、碳水化合物以及各种维生素、矿物质的摄入。推拿以下穴位有助于提高小儿食欲，增强营养物质的消化与吸收，促进孩子生长发育。

选穴：胃经穴、脾经穴、板门穴、夹脊穴。

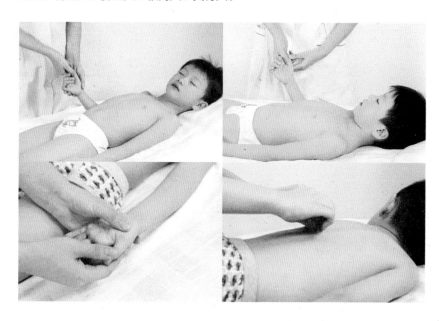

定位：胃经穴在小儿拇指掌面第二节或大鱼际外侧缘；脾经穴在小儿拇指螺纹面或拇指桡侧缘；板门穴位于宝宝手掌大鱼际部；夹脊穴位于小儿脊柱旁开0.5寸处。

方法：补胃经，一手握住小儿的手，另一手的拇指指腹从小儿拇指指根沿大鱼际肌外侧缘旋推50次；补脾经，以拇指自小儿拇指指尖推向指根方向，即沿拇指桡侧赤白肉际直推50次；揉板门，用拇指指端在小儿大鱼际中点揉手掌大鱼际平面50次；捏脊，用拇指、食指和中指沿着脊柱的两旁，用捏法把皮捏起来，边提捏，边向前推进，由尾骶部捏到枕项部，重复3～5遍。除捏脊外，其他手法可于每日饭后半小时进行，捏脊每日一次。

分析：身高增长需要合理摄入人体生长发育所需的各种营养元素，从而促进骨骼与肌肉的生长。但是小儿脏腑娇嫩，脾常不足，即使每日摄入的饮食营养均衡，但如果不能被小儿机体消化吸收，也只能喟然长叹。补胃经、补脾经是从补脾益胃出发，增强脾胃腐熟水谷的功能；揉板门、捏脊则是消食化滞、运达上下之气，将水谷精微运达全身。此法可防治小儿腹泻、呕吐、疳积、厌食等造成营养不良的疾病，让宝宝在味觉的海洋里渐渐长高。

精壮的骨骼是长高的关键，生长板位于骨头两端，受到脑垂体分泌的生长激素刺激，会不断增生软骨，新生的软骨经钙化后形成硬骨，骨头因而变长、变宽。按摩以下穴位可强壮骨骼，促进成骨细胞的生长，为长高添砖加瓦。

选穴：涌泉穴、太溪穴、关元穴、命门穴。

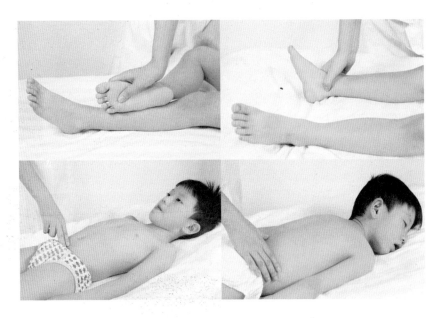

定位：涌泉穴位于足前部凹陷处第2、3趾趾缝纹头端与足跟连线的前1/3处；太溪穴位于足内侧，内踝后方与脚跟骨筋腱之间的凹陷处；关元穴在下腹部，前正中线上，当脐中下3寸；命门穴位于第二腰椎与第三腰椎棘突之间。

方法：用一只手握住小儿脚踝，用拇指指腹在涌泉穴处进行上下左右的摩擦推揉，直至宝宝足心发红温热为止；一手握住宝宝脚背，用另一手拇指点按太溪穴50次；将食指、中指放在宝宝关元穴上，然后快速、小幅度地上下颤动1分钟；用大拇指指腹揉按命门穴，当感到该处穴位发热时，将双掌按在宝宝腰部两侧1分钟。

分析：中医里说，肾主骨，儿童的长高首先需要骨骼健康发育，而骨骼的健康发育取决于肾气是否旺盛。骨之所以能起到支撑人体的作用，依赖于骨髓的营养，骨髓由肾精所化生，所谓"肾充则髓实"。肾能接受五脏六腑所传之精，封而藏之，充实于骨，濡养骨，对骨的生长发育和维持骨的成分及结构正常具有重要作用。涌泉穴是肾经的重要穴位，按摩此穴能使肾精充足、腰膝强壮；太溪穴是肾经的原穴，是肾经中元气经过和留止的部位，具有补益肾气的功效；元气藏于肾中，能固本培元、促进宝宝生长发育，而关元穴是人体元气的"阀门"；命门穴是人体"命门之火"聚集的地方，为生命之本。

此经络配穴法能补益肾气，促进骨骼发育，让宝宝茁壮成长。